享"瘦"减肥

中医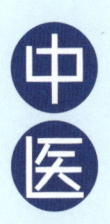的减肥妙招

李彬 刘璐 ◎ 主编

 中国人口与健康出版社
China Population and Health Publishing House
全国百佳图书出版单位

图书在版编目（CIP）数据

享"瘦"减肥：中医的减肥妙招 / 李彬, 刘璐主编.
北京：中国人口与健康出版社, 2025.4. -- ISBN 978
-7-5238-0317-2

I. R212

中国国家版本馆 CIP 数据核字第 2025Y6J598 号

享"瘦"减肥：中医的减肥妙招
XIANG "SHOU" JIANFEI: ZHONGYI DE JIANFEI MIAOZHAO

李彬　刘璐　主编

责任编辑	张　瑞
责任设计	侯　铮
责任印制	王艳如　任伟英
出版发行	中国人口与健康出版社
印　　刷	小森印刷（北京）有限公司
开　　本	880 毫米 ×1230 毫米 1/32
印　　张	4.5
字　　数	97 千字
版　　次	2025 年 4 月第 1 版
印　　次	2025 年 4 月第 1 次印刷
书　　号	ISBN 978-7-5238-0317-2
定　　价	39.80 元

微　信 ID	中国人口与健康出版社
图书订购	中国人口与健康出版社天猫旗舰店
新浪微博	@ 中国人口与健康出版社
电子信箱	rkcbs@126.com
总编室电话	（010）83519392　　发行部电话　（010）83557247
办公室电话	（010）83519400　　网销部电话　（010）83530809
传　　真	（010）83519400
地　　址	北京市海淀区交大东路甲 36 号
邮　　编	100044

版权所有·侵权必究

如有印装问题，请与本社发行部联系调换（电话：15811070262）

编委会

主　编　李　彬　刘　璐

副主编　王一战　夏秋玉

编　委（按姓氏笔画排序）
　　　　　于冬妮　吕天丽　李志娟　张　帆
　　　　　陈昭伊　侯学思　葛肖波　戴求福

前言

在当今社会,肥胖和体重管理已经成为人们关注的焦点。无论是因为健康问题,还是为了提升生活质量,越来越多的人开始关注自己的体重。然而,关于肥胖和减重的话题充满了各种误解和迷思。为了解决这些问题,我们编写了这本书,希望通过系统的知识和实用的方法,帮助读者更好地了解和管理自己的体重,拥有更加健康和快乐的生活。

本书共八章。首先介绍了与肥胖相关的基本问题,包括诊断标准、体重指数与体脂率的重要性、肥胖的根本原因等;其次探讨了中医常用的减重方法并给出了具体的实操建议;再次介绍了健康科学的减重方法,讨论饮食控制与锻炼的重要性,并提供一些特定情况下的减重策略;还介绍了减重成功后的保持方法和可能遇到的问题,如皮肤松弛、月经紊乱等;最后分析了当前热门的减重方法,如生酮饮食、"16+8"饮食法等的科学性和有效性等。

本书编写的目的是通过提供科学的、系统的减重知识,帮

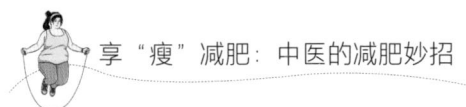

助读者更好地理解肥胖和减重过程，从而制订合理的健康管理计划。希望每一位读者都能通过阅读本书，找到适合自己的减重方法，实现健康、幸福的人生目标。

本书的编写以科学性和实用性为原则，力求为读者提供准确、可靠的信息。我们参考了大量国内外权威的研究成果，并结合了临床实践中的经验和案例，内容涵盖中医和西医的不同视角，既有科学的理论指导，又有具体的实践方法，适合不同需求的读者。

愿本书能够成为您的健康伙伴，帮助您在减重的道路上取得成功。

编者

2025 年 4 月

目录

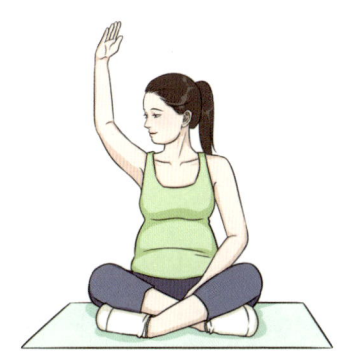

第一章
什么是肥胖   001

一、肥胖的诊断标准是什么 / 002

二、肥胖和遗传有关吗 / 004

三、肥胖就是体内有"湿"吗 / 007

四、控制饮食和坚持锻炼,哪个更重要 / 009

第二章
中医减重   013

一、常用的减重方剂有哪些 / 014

二、常用的减重代茶饮有哪些 / 016

三、常用的减重药膳有哪些 / 020

四、针灸减重怎么做 / 021

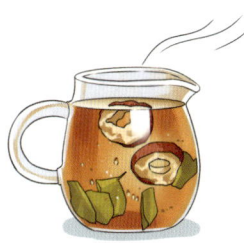

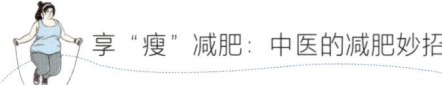
享"瘦"减肥：中医的减肥妙招

五、常用的减重穴位有哪些 / 024

六、如何运用针灸进行局部瘦身 / 027

七、埋线减重怎么做 / 029

八、针灸减重需要多久才能有效 / 031

九、针灸减重期间如何运动 / 032

十、针灸减重期间如何调配饮食 / 035

十一、体脂率正常的人群如何进行减重或塑形 / 040

十二、减重有季节要求吗 / 041

十三、常用的减重经络按摩手法有哪些 / 043

第三章
瘦出好身材

049

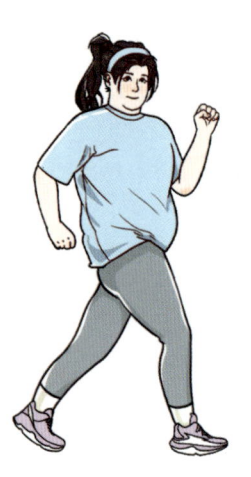

一、怎么瘦脸 / 050

二、怎么瘦手臂 / 053

三、怎么瘦腹部 / 054

四、怎么瘦小肚子 / 056

五、怎么瘦大腿 / 058

六、体重指数和体脂率都合格，
但是内脏脂肪指数高，怎么减重 / 060

第四章
学会这样吃

一、减重控制不住饥饿感怎么办 / 064

二、减重必须吃轻食吗 / 066

三、减重食谱有哪些 / 069

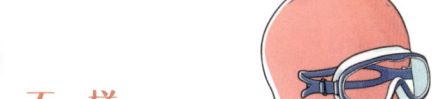

第五章
学会这样动

一、常见的减重运动方式有哪些 / 074

二、健身后体重反而增加了,是怎么回事 / 078

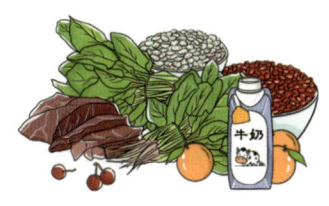

第六章
胖与胖,不一样

一、男性和女性的肥胖,一样吗 / 082

二、大体重的人群,如何减重 / 083

三、青少年肥胖,如何减重 / 086

四、女性在备孕期间可以埋线减重吗 / 087

五、妊娠期女性如何控制体重过快增长 / 088

六、产后肥胖女性,如何减重 / 089

七、更年期肥胖人群,如何减重 / 091

八、老年肥胖人群,如何减重 / 092

九、甲状腺功能减退者,如何减重 / 094

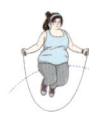

享"瘦"减肥：中医的减肥妙招

第七章
097 减重后，我们共同面对

一、快速减重后出现抑郁，怎么办 / 098

二、减重后感觉皮肤变松弛了，怎么办 / 101

三、减重后月经量减少 / 月经后期 / 闭经了，
　　怎么办 / 103

四、减重后出现脱发，怎么办 / 105

五、减重后出现便秘，怎么办 / 107

六、减重后感觉体质变差了，怎么办 / 109

七、减重成功后，如何保持 / 110

第八章
113 网红减重方法，你了解吗

一、生酮饮食减重科学吗 / 114

二、"16+8"饮食法有用吗 / 116

三、吃椰子油可以减重吗 / 117

四、减重吃益生菌，是智商税吗 / 118

五、运动时出汗越多，减重效果越好吗 / 119

六、运动手环计算的卡路里消耗量，靠谱吗 / 120

七、有没有不良反应小而效果明显的减重药物 / 121

八、利拉鲁肽等长效针剂，减重效果好吗 / 123

九、震动减重器，效果好吗 / 124

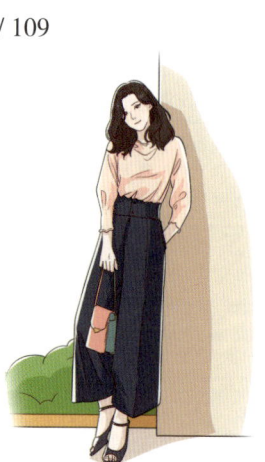

十、抽脂减重,效果好吗 / 125

十一、长期吃酵素减重,效果好吗 / 127

十二、空腹运动更利于减重吗 / 130

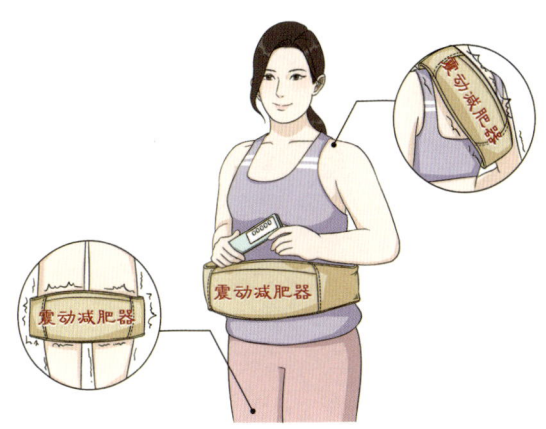

005

第一章
什么是肥胖

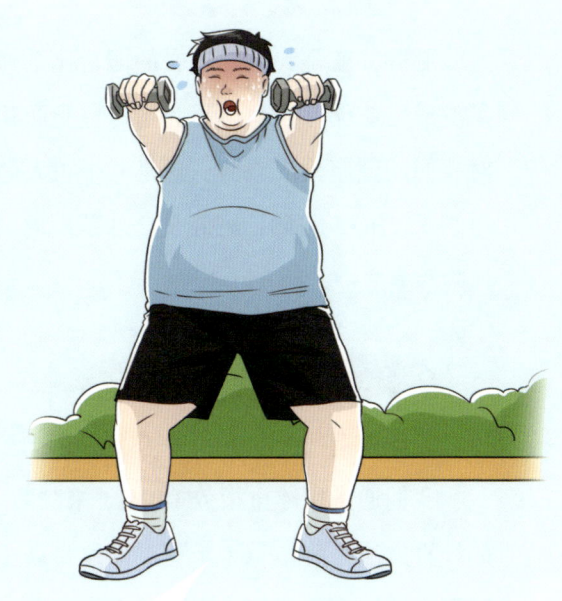

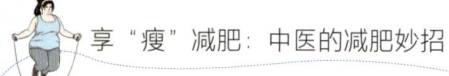 享"瘦"减肥：中医的减肥妙招

一 肥胖的诊断标准是什么

随着生活节奏的加快和饮食习惯的改变，越来越多的人发现自己的体重已经超标，肥胖问题引起了人们的关注。肥胖不仅影响一个人的外观和自信，它还与糖尿病、高血压、心脑血管疾病等多种慢性疾病紧密相关。因此，我们需要认真对待这个问题，并采取积极措施来控制体重。

（一）肥胖是什么

肥胖，就是我们吃进去的能量比消耗的能量多，多余的能量变成脂肪储存在身体里。当这些脂肪积累到一定程度，就会对我们的健康构成威胁。这是一个很大的健康隐患。世界卫生组织（WHO）强调，肥胖是全球范围内引发疾病和死亡的主要风险因素之一。

（二）怎么判断肥胖

1. 体重指数（BMI）——广泛使用的工具

我们通常用体重指数（BMI）来判断一个人是否肥胖。BMI的计算方法是将体重（千克）除以身高（米）的平方。根据国家卫生健康委发布的《肥胖症诊疗指南（2024年版）》，BMI的

分类如下：

（1）BMI 小于 18.5：体重过轻。

（2）BMI 在 18.5 到 24 之间：正常范围。

（3）BMI 在 24 到 28 之间：超重。

（4）BMI 大于或等于 28：肥胖。

体重指数广泛用于判断一个人是否拥有健康的体重。它的优点在于计算简便，因此在全球范围内被广泛使用。然而，BMI 也有其局限性，它无法区分体内脂肪和肌肉的比例。如肌肉发达的运动员们可能会有较高的 BMI，但这并不代表他们肥胖。所以，医生在诊断肥胖时，还会考虑腰围、体脂百分比等其他因素。

2. 腰围

腰围也是判断肥胖的一个重要指标。如果男性腰围超过 90 厘米，女性腰围超过 80 厘米（有的标准是 85 厘米），这也被认为是肥胖的表现。腰围的增加通常意味着腹部脂肪的积累，这种中心性肥胖比全身性肥胖的人更容易导致疾病和死亡风险的增加。

3. 体脂率——更深入的健康分析

体脂率是衡量肥胖的一个关键指标。它表示的是身体中脂肪组织重量占总体重的比例，可以通过生物电阻抗分析等方法来测量。通常情况下，如果男性体脂率超过 25%，女性体脂率超过 30%，就可以考虑诊断为肥胖。

相比于 BMI，体脂率提供了更精细的身体成分分析，揭示出脂肪、肌肉、骨骼和其他非脂肪组织之间的比例关系。体脂

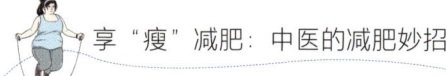
享"瘦"减肥：中医的减肥妙招

率的正常范围因年龄、性别和活动水平而异。一般而言，较低的体脂率通常与更好的健康状态相关，而较高的体脂率则与心血管疾病、高血压和糖尿病等健康问题直接相关。因此，体脂率往往能提供更深层次的健康洞察，对于评估长期健康风险和制订有效的健身计划具有重要意义。

肥胖是一种疾病，其诊断不仅基于外表，更是基于对健康的全面考量。面对肥胖，我们不应忽视其背后的健康风险，要积极改变生活方式，均衡饮食，定期运动，必要时寻求专业的医疗帮助，为自己的健康负责。

肥胖和遗传有关吗

答案是：遗传确实有影响。肥胖和遗传之间有着紧密的联系，但这并不是简单的"遗传决定一切"。实际上，这背后涉及多个基因和环境因素的复杂互动。

（一）基因影响脂肪分布

我们的一些基因会决定脂肪喜欢待在身体的哪个部位。如患有 Prader-Willi 综合征的人，他们的脂肪特别喜欢堆积在肚子周围，这让他们的体重问题更加突出。通常，男性的脂肪倾向于囤积在腰腹部，而女性的脂肪则更倾向于囤积在臀部和大腿。深入研究发现，有多个基因在幕后操控着脂肪的分布。这些基因通过一系列复杂的机制，影响着脂肪细胞的形成和脂肪组织的位置。有趣的是，女性似乎更容易受到这些基因的影响，这可能与她们体内性激素的多样性和复杂性有关。

（二）基因影响新陈代谢

每个人的身体都有自己的新陈代谢速度。这很大程度上是由我们的基因决定的。不同基因组合会让我们的基础代谢率有所不同。新陈代谢速度较慢的人，更容易积累脂肪，引发肥胖。

（三）家族遗传的影响

肥胖似乎有家族聚集的特点，这种现象称为家族性肥胖。它是遗传影响的一个明显因素。

（四）基因和环境的共同作用

虽然基因在一定程度上决定了我们是否容易发胖，但我们的生活方式和所处的环境也同样重要。即使我们携带了"易胖基因"，只要坚持健康的生活习惯，如合理饮食和适量运动，仍然可以有效预防肥胖。基因和环境是相互作用的，共同塑造着我们的体型。

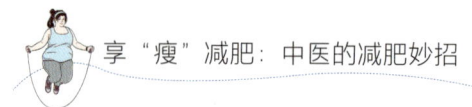
享"瘦"减肥：中医的减肥妙招

（五）表观遗传学与肥胖的关系

表观遗传学是一个研究领域。它关注的是，即使 DNA 序列本身没有变化，但基因的表达方式也可以发生可遗传的改变。在肥胖的研究中，科学家们发现了一些表观遗传修饰。如在肥胖者的脂肪组织中某些基因的甲基化水平发生了变化。这种变化影响了基因的表达和脂肪的代谢过程。它们与肥胖的发生和发展有着紧密的联系。

我们应该如何应对由遗传因素引起的肥胖问题？

1. 了解自身的基因风险

通过基因检测，可以知道自己是否有较高的肥胖风险，并据此采取相应的预防措施。

2. 坚持健康的生活习惯

即使携带"易胖基因"，通过健康饮食和规律运动，你仍然可以有效地预防肥胖。

3. 定期进行体检

关注自己的健康状况，及时发现并治疗那些可能导致肥胖的疾病。

通过了解自己的基因风险，并坚持健康的生活方式，我们完全可以有效地预防和控制肥胖。

三 肥胖就是体内有"湿"吗

在中医上，肥胖常常被归结于体内"湿"的积聚。这里的"湿"并非单纯是指水，而是指体内多余的水分和痰湿的积聚。这些湿气如果长时间停留在体内，就会像拥堵的交通，影响正常的代谢功能，进而导致体重增加。

（一）中医对肥胖的认识

中医认为，肥胖是痰湿阻碍了气血的运行。《黄帝内经》提出了治疗肥胖的方法："必先别其三形，血之多少，气之清浊，而后调之。"这意味着，治疗肥胖需要先了解个体的具体情况，再进行针对性的调理。

（二）两大中医病因

目前的研究认为，肥胖症有很多证型，主要与"脾虚湿盛"和"胃肠湿热"有关。这两种证型都涉及"湿"的问题，但具体机制有所不同。一个是虚证，一个是实证。

脾虚湿盛：脾是人体重要的运化器官。如果脾虚，就无法有效运化水分和湿气，导致湿气在体内积聚，形成肥胖。此外，脾是"气血生化之源"，脾虚则会导致气虚，气是人体内

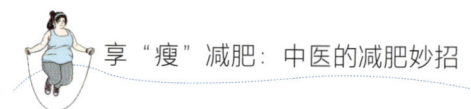

推动物质运行的动力,气虚无力推动,会加重湿气在体内的积聚。

胃肠湿热:是指胃肠道的湿热过重,影响了食物的消化吸收,同时可能会出现食欲旺盛、摄入过多,导致能量代谢失衡,进而引发肥胖。

(三)中医治疗肥胖的方法

中医治疗肥胖多以"益气行气"和"通腑降浊"为主。这两种方法都是让人体的摄入量恢复正常,同时排泄出废物,清除体内多余的湿气和痰湿。

(四)针刺减重的奥秘

针刺减重的主要作用机理在于"调气通浊,畅达阳明"。

调气通浊:通过针刺特定的穴位,可以调整人体的气血运行,促进脾胃的运化功能,帮助人们排出体内的湿气和痰湿。

畅达阳明:阳明经是胃和大肠的主经。通过针刺阳明经的相关穴位,可以增强脾胃的运化能力和大肠的排泄能力,使机体进入良性循环,从而改善超重或肥胖的状态。

肥胖并非简单的体重增加,而是体内环境失衡的一种表现。中医从调节体质入手,通过针刺等疗法帮助人们恢复健康体重。记住,减重不仅是为了外表的美丽,更是为了身体的健康。

四 控制饮食和坚持锻炼，哪个更重要

在追求健康生活的过程中，我们常常会纠结于一个问题：控制饮食和坚持锻炼，哪个更重要？实际上，二者都是健康生活不可或缺的部分，各自的作用和重要性有所不同。

（一）控制饮食的重要性

控制饮食是管理体重的关键因素之一。合理的饮食习惯能够提供身体所需的营养物质，并维持正常的体内能量平衡。

1. 营养均衡

确保摄入适量的蛋白质、脂肪、碳水化合物、维生素等，有助于提高新陈代谢率，减少发生慢性疾病的风险。

2. 热量控制

通过减少高热量食物的摄入量，帮助控制体重。过多的热量摄入会导致能量过剩，进而转化为体脂，在体内积累。

3. 饮食习惯

培养健康的饮食习惯，如根据不同个体的不同情况摄入不同的食物和量、减少加工食品和糖分摄入等，对于长期维持健康至关重要。

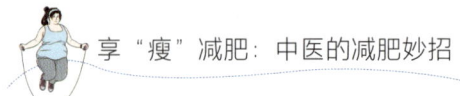
享"瘦"减肥：中医的减肥妙招

（二）坚持锻炼的重要性

定期的身体锻炼对维持身体健康同样重要。它不仅能够帮助我们燃烧卡路里，还能够提升心肺功能、增强肌肉力量，并对心理健康产生积极影响。

1. 燃烧卡路里

规律的体育活动可以帮助消耗多余的能量，从而避免其转化为脂肪。但是不同的人应该选择不同的运动方式和运动量。一般来说，气虚的胖人运动量不宜过大。

2. 提高代谢率

定期锻炼能够增加肌肉质量，而肌肉组织比脂肪组织更加活跃，这意味着即使在休息状态下也能消耗更多的卡路里。

3. 心理益处

有规律的锻炼还有助于减轻压力、改善情绪、提高睡眠质量等。

（三）二者之间的关系

单独来看，虽然控制饮食或坚持锻炼都能给我们带来一定的健康效益，但将二者结合起来的效果更为显著。

1. 协同作用

良好的饮食习惯结合适当的运动计划，可以更有效地帮助减重和塑造体型。如结合有氧运动和力量训练，同时减少不健

第一章 什么是肥胖

康的零食摄入,可以在较短时间内取得更好的减重效果。

2. 可持续发展

将健康的饮食习惯和定期锻炼融入日常生活中,形成一种长久的生活方式。开始时,可以设定实际可行的小目标,如每周进行适合自己的中等强度运动,并逐步增加蔬菜和水果的摄入比例。

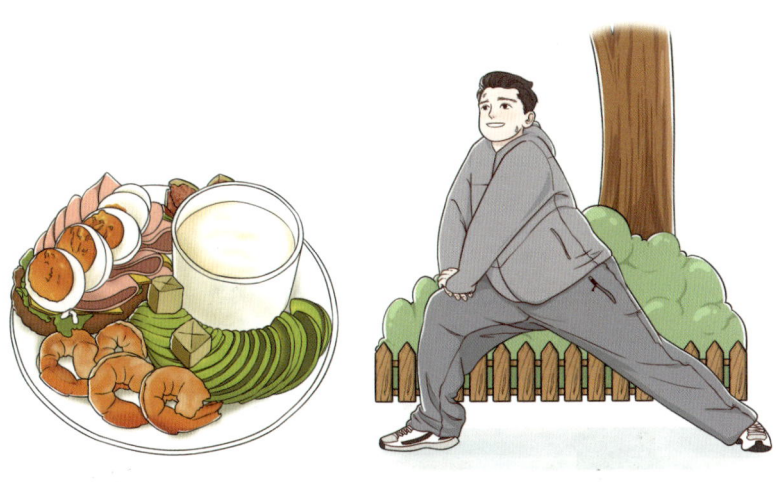

控制饮食　　　　　　　坚持锻炼

享"瘦"减肥：中医的减肥妙招

李彬主任划重点

控制饮食和坚持锻炼都是实现健康生活方式的重要组成部分。在理想情况下，应该将二者结合起来，制订一套既符合个人需求和现阶段状态，又易于持续执行的计划。记住，每个人的情况都不相同，找到最适合自己的平衡点才是关键。在开始任何新的饮食或锻炼计划之前，最好咨询医生或专业的健康顾问，以确保安全有效。

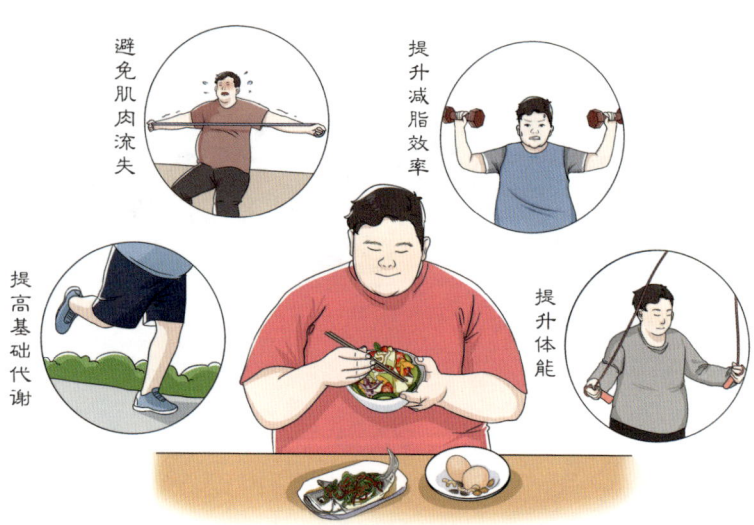

控制饮食

第二章
中医减重

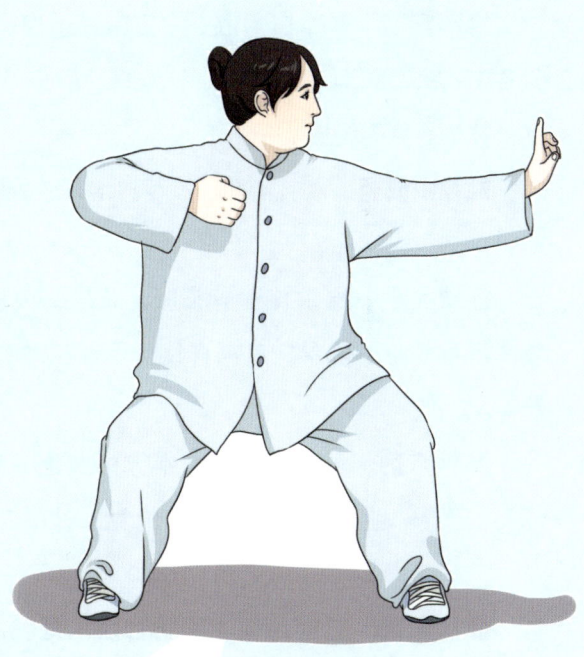

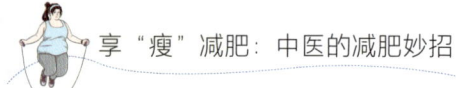 享"瘦"减肥：中医的减肥妙招

一 常用的减重方剂有哪些

在中医上，有一些方剂具有辅助减重的功效，大家可以根据自己的症状表现选用适合自己的减重方剂。

症状表现：通常伴随着疲倦乏力，少气懒言，肢体困重，食欲不振，脘腹胀满，大便溏泄，舌苔薄腻，舌质淡红，脉沉细等。

推荐方剂：参苓白术散。本方由莲子肉、茯苓、白术、山药各15克，薏苡仁、白扁豆各20克，砂仁、桔梗、人参各10克，甘草6克等组成。

推荐中成药：六君子丸、参苓白术丸、香砂养胃丸等。

症状表现：通常伴随着头胀，眩晕，饭量大且容易饥饿，肢体沉重，犯懒倦怠，口渴喜饮，舌苔腻微黄，舌质红，脉滑数等。

推荐方剂：黄连温胆汤。本方由黄连6克，枳实、半夏、陈皮、茯苓、生姜各6克，竹茹10克，甘草3克等组成。

症状表现：通常伴随着胸胁苦满，胃脘痞满，月经不调，

闭经，失眠多梦，苔白或薄腻，舌质暗红，脉细弦等。情绪总是喜怒无常，波动较大，或者郁郁寡欢、情绪不高涨。

推荐方剂：逍遥散。本方由当归、白芍、白术各 10 克，柴胡、茯苓各 15 克，甘草、生姜各 6 克，薄荷 3 克等组成。有热象的可以加牡丹皮 10 克，焦栀子 10 克。

推荐中成药：逍遥丸、丹栀逍遥丸和柴胡舒肝丸等。

症状表现：通常伴随着疲乏，无力，腰酸腿软，阳痿，苔白，舌质淡红，脉沉细无力等。

推荐方剂：真武汤加减。本方由茯苓、白芍各 15 克，生姜、白术、制附子（需先煎 40～60 分钟）各 10 克等组成。

推荐中成药：金匮肾气丸，也可以考虑早上口服补中益气丸，晚上口服金匮肾气丸，以此调理脾肾达到更好的减重效果。

症状表现：通常伴随着头昏眼花，头胀头痛，腰痛酸软，五心烦热，苔薄，舌尖红，脉细数微弦等。这类人群特别容易"上火"，即身体缺水，如眼干、鼻干、口干、皮肤粗糙、头发干枯等；也往往表现出性情急躁，心烦易怒，情绪易波动。

推荐方剂：杞菊地黄汤加减。本方由枸杞子、茯苓、生地黄、麦冬、山药、泽泻、女贞子各 10 克，山茱萸、牡丹皮、五味子各 9 克等组成。

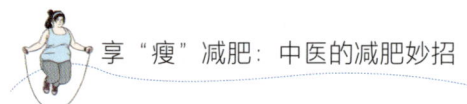 享"瘦"减肥：中医的减肥妙招

推荐中成药：杞菊地黄丸、六味地黄丸、知柏地黄丸和二至丸等。

> 注意事项
>
> 所谓药物，皆有偏性。以上方药并不是万能的，效果因人而异，且长期使用可能会有一定的风险。因此，建议慎重选择或避免长期使用。在选择使用以上方药时，建议咨询专业医生。

一 常用的减重代茶饮有哪些

减重代茶饮往往由药食同源类药物组成。这些药材具有天然、安全、调节内分泌、提高新陈代谢、消除水肿和调理消化系统等功效，在减重方面具有一定的优势。以下列举一些常用的代茶饮。

（一）荷叶山楂茶

选用荷叶8克，生山楂10克冲泡即可饮用。

荷叶清热利湿，生山楂促进脂肪代谢；但脾胃虚寒的人饮后易出现腹泻等不良反应。

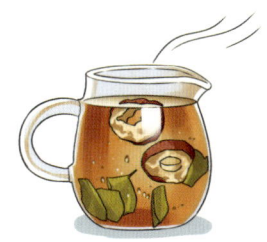

（二）姜枣茶

具体剂量无特殊要求。生姜具有温暖脾胃、促进新陈代谢的作用；红枣（不能用生枣）具有健脾胃之功，生姜味辛、红枣味甘，辛甘化阳，尤其适合于虚体、畏寒怕冷的人，不适宜消化不良的人。

（三）陈皮决明子茶

组成：茯苓15克，陈皮5克，决明子、菊花、枸杞子各10克。

方中陈皮理气健脾，决明子润肠通便，加上茯苓健脾祛湿，对于肥胖或者超重人群较友好。此茶具有清肝健脾理气的功效，适用于各类需要减重的人群，尤其是伴有腹胀、便秘的人群。

（四）祛湿健脾茶

组成：茯苓、炒薏苡仁各15克，炒白扁豆10克，荷叶、绞股蓝各8克，熟普洱茶7克。

此茶药材选用较多，可根据实际情况酌情加减。

享"瘦"减肥：中医的减肥妙招

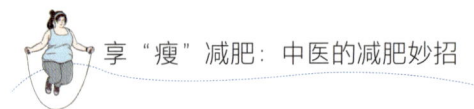

● （五）健脾益气茶

组成：党参、泽泻各3克，茯苓5克，炙甘草、白术、荷叶、陈皮各2克。

该方尤其适合自觉腹部身懒倦怠、没精力、舌体胖大甚至有齿痕人群。

● （六）加味"泽泻汤"代茶饮

组成：茯苓、泽泻各12克，白术6克，生山楂5克。

该方具有健脾利水之效，茯苓味甘、淡，有渗湿作用，白术有祛湿作用，二者经常合用，加上泽泻利水渗湿、降浊化痰，三者合用，适用于超重或者肥胖伴有湿气过重、经常自觉口黏口渴的人群。

● （七）红曲山楂决明子茶

组成：红曲、山楂、丹参、菊花、焦神曲、荷叶、熟普洱茶各3克，决明子6克。

该方中有较多健胃消食的中药材，尤其适合于自觉消化不好、胃脘部胀满的人群。

对于以上代茶饮，可以进行个性化的加减，如乏力明显加太子参；食欲不振加焦神曲、焦麦芽；口黏腻加佩兰、白蔻仁；口干心烦加栀子、麦冬；合并水肿加冬瓜皮、玉米须。

第二章　中医减重

以上是一些常见的代茶饮，可以根据个人的身体状况和健康需求，选择合适的中药组成来制作减重代茶饮。需要注意的是，减重代茶饮的其中部分也是药物。减重代茶饮只是作为辅助减重的一种方法，不能代替正常的饮食和运动，在饮用前最好咨询中医师的意见。

"减重特效药"的小药材：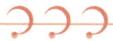

荷叶，具有利尿、清热、解毒、减重等功效，有助于促进新陈代谢，帮助减重。

生山楂，有助于健脾消食、减少脂肪吸收，帮助减重。

决明子，具有润肠通便、清热明目的功效，有助于排毒养颜和减重。

李彬主任划重点

什么是药食同源类药物？

药食同源类药物既是食材又是中药材，这两类物质间没有绝对的分界线，如枸杞子、冬瓜皮、茯苓、桃仁、莲子、菊花、黄精、紫苏籽、葛根、黑芝麻、槐花、蒲公英、薄荷等，均可自由组合辅助减重。

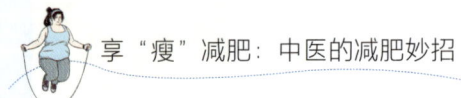 享"瘦"减肥：中医的减肥妙招

常用的减重药膳有哪些

1. 冬瓜赤小豆薏米汤

材料：冬瓜 500 克，赤小豆 40 克，炒薏米 40 克。

做法：提前 1 天用凉开水将赤小豆略泡发，次日淘洗干净后，与冬瓜、炒薏米一起，加两碗水煮沸，再以小火炖煮 20 分钟。不加盐或少加盐，日服 2 次。

作用：健脾利湿、清热消肿。适用于脾胃虚弱且有水肿的肥胖人群。

2. 茯苓赤豆粥

材料：茯苓 30 克，赤小豆 100 克，小米 50 克。

做法：将茯苓研为细末，赤小豆用水浸泡 10 小时以上，淘洗干净，与茯苓、赤小豆一起，加水适量，共煮成粥。每日早晨空腹温食。

作用：健脾益胃，消肿解毒。适用于脾虚气弱肥胖症者，具有一定的减重效果。

3. 参芪鸡丝冬瓜汤

材料：鸡脯肉 200 克，党参 3 克，黄芪 3 克，冬瓜 200 克，黄酒、盐适量。

做法：将鸡脯肉洗净切丝，冬瓜削皮、洗净切片，党参、

黄芪洗净。砂锅置火上，放入鸡肉丝、党参、黄芪，加水500毫升，以小火炖至八成熟，再入冬瓜片，加盐、黄酒，用小火慢炖。

作用：健脾补气，轻身减重。尤其适用于脾虚气弱的肥胖者。

4. 莲子百合汤

材料：莲子50克，百合50克，猪瘦肉250克，葱、姜、食盐、料酒各适量。

做法：用清水把莲子、百合洗净；猪瘦肉洗净，切成长3厘米、厚1.5厘米的小块；将莲子、百合、猪瘦肉放入锅内，加水适量，再加入葱、姜、食盐、料酒；武火烧沸，文火煨烧1小时即可。食用时，吃莲子、百合、猪肉，喝汤。

作用：益脾胃、养心神、润肺肾，祛热止咳。适用于有心脾不足的心悸、失眠，以及肺阴虚的干咳的肥胖症人群。

四 针灸减重怎么做

针灸减重是通过刺激特定穴位来调节人体的气血运行，平衡脏腑功能，从而达到调理身体的目的。这是一种安全、绿色的减重方案，且有确切的疗效。

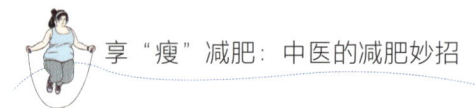
享"瘦"减肥：中医的减肥妙招

（一）咨询专业的针灸科医生

确保减重治疗的针对性和安全性，进行身体状况分析、治疗评估和设定减重目标等。

（二）个体化诊断

通过询问病史，中医望、闻、问、切，结合相关检查结果等制订个性化的治疗方案。医生根据个人体质、当下的情况和减重目标选择适合的穴位进行针刺。

（三）针刺治疗

在进行针灸减重时，一般普通针刺的留针时间为 20～30 分钟/次，实际操作中往往根据患者的耐受程度调整时间。还可以辅以穴位埋线、电针、电热针、拔罐、穴位贴敷、推拿、耳穴压丸等方法，刺激相应穴位以促进气血流通，增强减重效果。

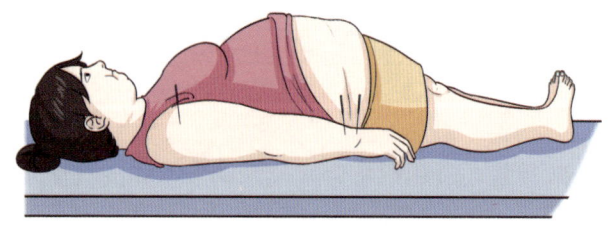

针刺治疗

（四）调节治疗频率

针灸减重需要定期规律治疗。通常建议每周做 2～3 次，隔天 1 次效果会更好，当然也根据个体反应和时间等进行调整。

答疑解惑 1

针灸减重是通过抑制食欲来实现的吗？

针灸减重并不只是通过抑制食欲来实现的。 通过在特定穴位施加针灸，调整身体的各个方面，从而促进减重。针灸对于食欲旺盛的胖人有抑制食欲的作用，对于进食量少的胖人的食欲没有明显的影响。

调节内分泌：针灸可以刺激特定穴位，调节内分泌系统的功能，提高新陈代谢速度，从而消耗体内多余的脂肪和热量，促进减重。

良性调节消化排泄功能：针灸可以双向良性调节肠道蠕动，增强消化功能，改善身体对食物和营养的吸收，降低脂肪积累。

提高代谢率：通过针灸刺激特定穴位，有助于激活身体的代谢水平，加速脂肪的燃烧和热量消耗。

改善情绪与压力：针灸可以调节人体的神经系统，有助于缓解焦虑、抑郁等负面情绪，避免因情绪问题而导致暴饮暴食。

享"瘦"减肥：中医的减肥妙招

> **答疑解惑 2**

针灸减重能防止体重反弹吗？

针灸减重不是"一劳永逸"的，是否会出现反弹取决于个人的生活习惯、饮食习惯和运动习惯等。

为了避免体重反弹，建议在针灸减重期间养成健康的生活习惯，如均衡饮食：持续保持健康饮食习惯，避免高糖、高脂食物的摄入。建立运动习惯：保持适量的运动，坚持有氧运动和力量训练，提高基础代谢率，防止体重反弹。不定期复诊：根据需要，定期或不定期接受针灸治疗，保持身体机能的平衡和稳定，有助于长期维持体重。保持心情愉悦，且有长期、坚定的减重信念以保持身体健康状态。

五 常用的减重穴位有哪些

针灸减重常常通过刺激特定的穴位来实现。这些穴位有助于调节身体的代谢和食欲、促进气血循环。以下是一些常用的减重穴位。

合谷穴：位于手背，第

合谷

一和第二掌骨之间的凹陷处。具有调理全身气血和抑制食欲的作用。

小腹部穴位：如气海穴、关元穴等。能调气补气、增强身体的代谢，调节内脏功能，促进脂肪的燃烧。

天枢穴：位于肚脐旁开2寸。有助于调理肠胃，促进消化，改善食欲。

中脘穴：位于上腹部，前正中线上，当脐中上4寸。能够通过和胃健脾利水来达到减重的目的。

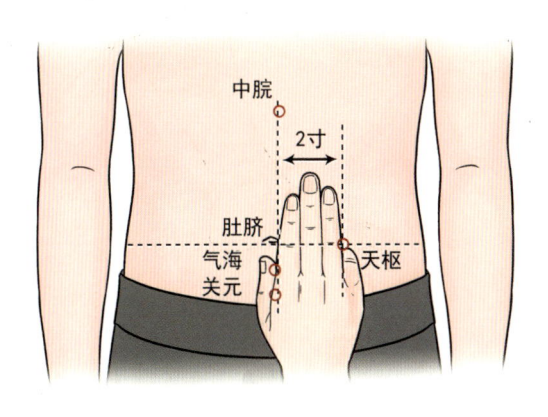

大横穴：位于腹中部，距脐中4寸。可以温中散寒，调理肠胃，运转脾经水湿，调节胃肠蠕动进而调节体重。

脾俞穴：位于腰部，第11胸椎棘突下方旁开1.5寸。刺激此穴能增强脾的功能，调节机体气血运行，改善消化吸收能力。

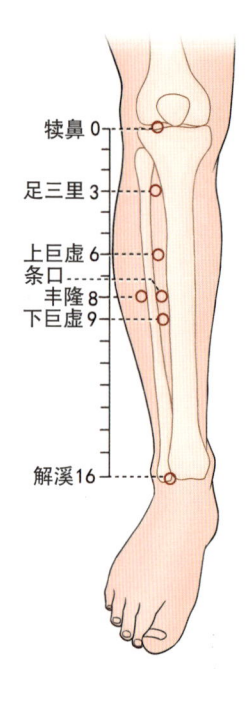

丰隆穴：位于小腿外侧，外踝尖上8寸，条口外，距胫骨前缘二横指。能够调理脾胃，有助于祛湿和调节体重。

阴陵泉穴：位于膝关节内侧，胫骨内侧髁后下方凹陷处。能健脾利湿，帮助祛湿和消脂。

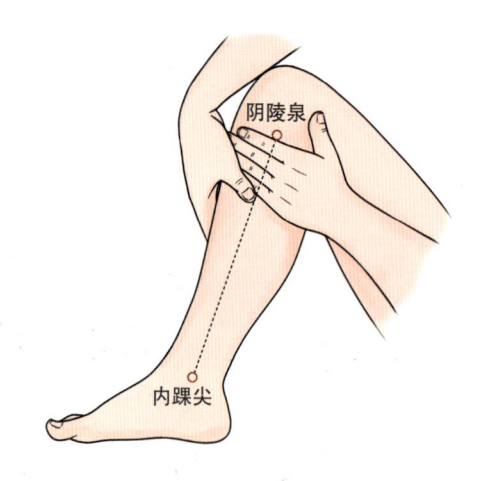

太冲穴：位于足背，第1和第2跖骨之间的凹陷处。负责调节肝脏气血运行，有助于缓解情绪压力，对减重也有积极影响。

进行针灸减重治疗时，最好由专业的针灸科医生根据个体情况，制订合适的治疗方案。同时，建议结合健康饮食和适量运动，以达到更好的减重效果。

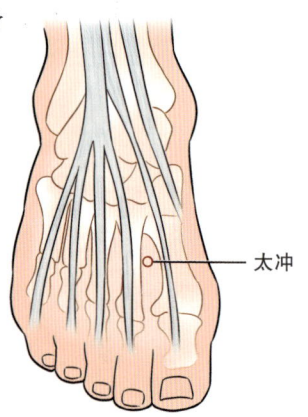

李彬主任划重点

针灸减重有哪些优势?

1. 安全性高、不良反应小。
2. 改善肥胖并发症。
3. 个性化治疗。
4. 良性调节食欲。
5. 改善内分泌。
6. 改善新陈代谢。
7. 改善大便。
8. 维持减重效果。

六 如何运用针灸进行局部瘦身

减重针刺取穴一般分为局部取穴与远端取穴,局部取穴是指在局部取穴,以肥为腧。远端配穴是指取头部或四肢的非肥胖部位的穴位。

上肢部减重取穴:大陵、臂臑、内关、手三里、曲池等。

背部减重取穴:主要取膀胱经的背俞穴,取脾俞、胃俞、

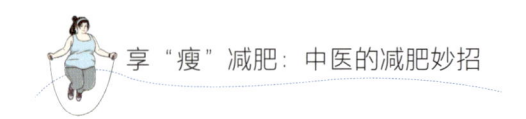

肝俞、胆俞、肾俞、大肠俞、小肠俞、三焦俞等。

腹部减重取穴：中脘、大横、气海、关元、天枢、水分、归来等。上腹部减重配梁门等；下腹部减重配滑肉门、中极、三阴交、石门等；侧腹部减重配带脉等。

臀部减重取穴：环跳、秩边，以及需减重的局部，取阿是穴。

下肢部减重取穴：主穴：风市、伏兔、阳陵泉、阴陵泉、承山等。配穴：需减重的局部，取阿是穴。

穴位埋线具有"局部减重"的突出优势。许多肥胖患者，脂肪多数沉积在臀围、上臂、大腿、下腹等部位，可选择适合的部位进行操作，如天枢（位于腹部）、大横（位于腹部）、地机（位于小腿内侧）、太冲（位于足背侧）、下颌角（位于面部下缘）、咬肌（位于面颊），达到一个较显著的塑形效果。

针灸减局部脂肪的效果因人而异，同时也需要结合健康的饮食习惯和适量的运动、合理的生活方式，这才是保持减脂效果的关键。如果您有减少局部脂肪的需求，建议咨询专业的针灸科医生，共同制订适合您个人情况的针灸方案。在进行针灸减重时，一定要选择正规的医疗机构，接受专业医师的治疗，以确保安全有效地进行针灸局部减重。

七 埋线减重怎么做

埋线减重是一种结合中医针灸和现代医学技术的方法，通过将特定的线材埋入人体穴位，达到减重和调理身体的效果。同针灸减重一样，需要咨询专业的针灸科医生进行个体化诊断和相应的治疗。

一般来说，选定穴位后直接操作。穴位包括但不限于腹部、腰背部等与消化、代谢有关的区域，根据个体情况进行选用。

（一）刺激穴位和经络

埋线减重基于中医针灸理论，通过将可吸收的线（通常是羊肠线或其他医用可吸收线）埋入特定的穴位，刺激相应穴位以疏通经络，调整气血，改善脏腑功能，从而促进新陈代谢和脂肪分解。

（二）长效刺激

与传统针灸不同，埋线在穴位内持续存在，提供长效的刺激。一般情况下，埋线在体内可以维持数周到数月的效果，其间不断刺激穴位，增强减重效果。

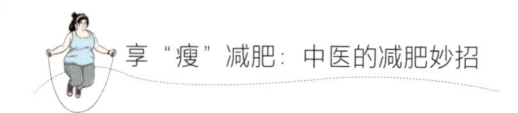

（三）调节食欲

一些常用于埋线减重的穴位，如中脘、脾俞、胃俞、三阴交等，具有调节消化系统、抑制食欲的作用。通过刺激这些穴位，帮助人们控制饮食，减少过量摄入，从而达到减重效果。

（四）改善代谢

埋线减重可以调节内分泌功能，改善代谢紊乱，增强体内脂肪的分解和消耗。特别是在配合饮食和运动的情况下，可以更有效地减少体内脂肪。

（五）减少局部脂肪

对于一些特定部位的减脂需求，如腹部、臀部、大腿等，埋线减重可以通过刺激局部穴位，促进该部位的脂肪分解和代谢，达到局部减重的效果。

需要注意的是，在操作完成后一定要保持埋线处清洁、注意饮食事项等。以下是埋线减重与传统针刺减重之间的区别。

埋线减重与传统针刺减重之间的区别

	埋线减重	传统针刺减重
干预特点	属于长效刺激，通过将医用可吸收线材，埋入人体特定穴位，达到减重和调理身体的效果。线材在体内停留较长时间，持续刺激穴位，通常持续数周到数月	属于即时刺激，针刺减重是通过针刺特定穴位，短时间内（通常30分钟）进行刺激，达到调节气血、促进代谢和调节食欲的效果

续表

	埋线减重	传统针刺减重
适用人群和效果	适合希望长期稳定减重效果且能耐受微创操作的个体。特别适用于难以经常性进行针刺治疗的患者	适合有减重愿望且时间相对充裕的个体
不良事件	可能出现过敏反应、疼痛、皮下瘀斑等，极少数情况下可能出现线材排异、局部炎症或瘢痕	可能出现针刺部位的疼痛、出血

八 针灸减重需要多久才能有效

针灸减重一般建议3～4次/周，有效时间因个体差异而异，如年龄、基础体重、基础代谢、肥胖程度和时间、疾病等原因，但通常需要持续数月从而达到明显的效果。一般以12周为一个评估周期，根据这一周期的情况以及预期的减重目的，评估是否进行下一个，或是再下一个周期的治疗。

大部分胖人一个月下降2～3千克，也曾有患者一个月下降了10千克；也有人可能会觉得自己没有明显的变化，但是经测量发现腰围变小了，月经改善了，精气神足了，睡眠改善了，

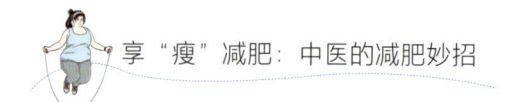

腹胀消失了,这其实都是有效的一种表现。这和针灸施治人员的技术有关,也和个人是否配合健康的饮食和适量运动有关。更重要的是,针灸减重贵在坚持,并保持耐心,而不是一味追求立竿见影的体重下降,从长期来看,这对健康是极其不利的。在此期间,如有任何不适或疑问,建议咨询专业的针灸科医生的意见,以确保安全有效地进行针灸减重治疗。

> **特别提醒**
>
> 针灸减重效果也是因人而异的,一些人可能效果明显,另一些人可能效果一般。
>
> 有些人在针刺1次之后就会有明显的不想吃饭或者稍微吃点就觉得饱了的感觉,有些人会经常听到肚子咕咕叫……甚至排便比之前更加顺畅等,对于这类人群往往会有很快的减重效果。

九 针灸减重期间如何运动

"管住嘴,迈开腿"是减重人群经常挂在嘴边的话语,实际上也是这样。针灸减重期间,如果能配合运动训练,只要自己能够坚持下去，肯定会达到事半功倍的效果。主要有以下几种运动方式。

（一）有氧运动

有氧运动，又称为耐力运动，是指主要以有氧代谢提供运动中所需能量的运动方式。衡量的标准是心率，不同的运动强度心率有不一样的表现，中低强度的运动心率是110～140次/分钟，强度比较剧烈的运动心率是160～180次/分钟，最大不超过210次/分钟。

有氧运动除了主要由氧气参与供能，还要求全身主要肌群的参与，往往需要持续较长时间（>30分钟），并且是有节律的。通过规律的有氧运动增强心肺功能、增加热量消耗、改善心理健康、提高耐力与体力。对超重或肥胖的人，初始要求运动量和强度递增，推荐中等强度有氧运动方式，选择适合自己的有氧运动，如慢跑、快走、骑自行车等，总运动时间≥150分钟/周、每周3～5次训练。需要提示的是，不是所有的胖人都是运动量越大越好。

（二）抗阻运动

抗阻运动，又称力量训练，是指肌肉在克服外来阻力时进行的主动运动，能恢复和发展肌力，阻力可来自他人、自身的肢体或器械（如哑铃、沙袋、弹簧、橡皮筋等）。杠铃弯举、直

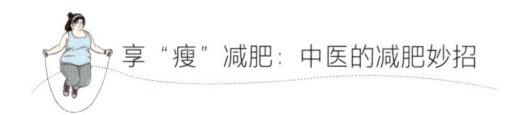

立提拉、躬身提拉、卧推、过头推举、仰卧起坐、深蹲起、哑铃提踵、单臂哑铃弯举、哑铃交替弯举、摆铃弯举、斜卧哑铃弯举等都属于抗阻力训练。

对于正在进行减重治疗的超重或肥胖的人，推荐指定抗阻训练，以帮助保留肌肉的同时促进减脂；目标应为每周 2～3 次抗阻训练，主要由使用主要肌肉群的单一肌肉训练组成。

（三）柔韧性运动

柔韧性运动是指一系列关节运动，如瑜伽、普拉提、舞蹈训练、动力拉伸和静力拉伸等都可以拉伸肌肉改善柔韧性，尤其是对减重后的塑形很有效果。

随着年龄的增长，人们的活动量往往会减少，可能会经常感到身体僵硬或不能很好地活动肢体，甚至很难弯腰和挺直，肥胖或超重人群更是这样。所以，每个单元柔韧性练习的总时间为 60 秒；每个柔韧性练习重复 2～4 次，每周至少练习 2～3 次，每天练习效果最好；拉伸达到拉紧或轻微不适状态；大多数人静力性拉伸保持 10～30 秒，老年人拉伸保持 30～60 秒获益更明显。可以找专业人士对身体所有主要肌群、肌腱单元进行一系列的柔韧性练习，以帮助预防运动伤害并提高身体柔韧性。

（四）中医功法

经常运用八段锦、易筋经、五禽戏等中医功法，可以提高机体气血运行，补益三焦之气、理顺三焦气机，通泄无形郁热、祛除有形痰湿瘀血，畅达阳明，从而恢复纳泄平衡，促进新陈代谢，加速脂肪的燃烧和消耗。

针灸减重期间如何调配饮食

从中医学"治未病"的角度进行防治，经过调整饮食，可以促进机体阴阳平衡、五脏协调、气血津液调达，从而纠正偏颇体质，以防治超重及肥胖。饮食调配有以下建议。

（一）控制总能量摄入，保持合理膳食

推荐每日能量摄入平均降低30%~50%或降低500~1000千卡，或推荐每日能量摄入男性1200~1500千卡、女性1000~1200千卡的限能量平衡膳食，也可根据不同个体基础代谢率和身体活动相应的实际能量需求，分别给予超重和肥胖个体85%和80%的摄入标准，以达到能量负平衡。

合理膳食应在控制总能量摄入的同时，保障食物摄入多样化和平衡膳食，保证营养素的充足摄入，必要时补充复合营养素补充剂。脂肪、蛋白质、碳水化合物的供能比分别为

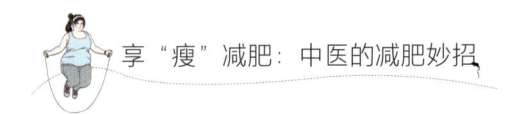

20%～30%、15%～20%和50%～60%，推荐早、中、晚三餐供能比为3∶4∶3。适当增加粗粮并减少精白米面摄入；保障足量的、多样化的新鲜蔬果摄入，减少高糖水果及高淀粉含量蔬菜的摄入；动物性食物优先选择脂肪含量低的食材，如瘦肉、去皮鸡胸肉、鱼、虾等；优先选择低脂或脱脂奶类。

必要时，在医生或营养师等专业人员指导下，选用高蛋白膳食、低碳水化合物膳食、间歇式断食膳食或营养代餐等其他膳食减重干预措施。

（二）少吃高能量食物，饮食清淡，限制饮酒

高能量食物通常是指提供400千卡/100克以上能量的食物，如油炸食品、含糖烘焙糕点、糖果、肥肉等。全谷物、蔬菜和水果一般为低能量食物。减重期间应严格限制烟酒，清淡饮食；严格控制脂肪/油、盐、添加糖的摄入量，每天食盐摄入量不超过5克，烹调油不超过25～30克，添加糖的摄入量不超过25克。

（三）纠正不良饮食行为，科学进餐

根据每个人的情况，在控制总能量摄入的基础上保持定时定量规律进餐。重视早餐，晚餐建议在17:00～19:00进食，晚餐后除了饮水，不宜再进食任何食物。如饮水后仍饥饿难忍或有低血糖风险，可以适当选择进食少许低能量、高膳食纤维食物。

不暴饮暴食，不随意进食零食、饮料，避免夜宵。进餐宜

细嚼慢咽，有利于减少总食量。适当改变进餐顺序，按照蔬菜－肉类－主食的顺序进餐。

(四)食养有道，合理选择食药物质

遵循食药同源的理论，选择相关食药物质，如铁皮石斛、麦芽、薏苡仁、橘皮、山楂、当归、茯苓、山药、莲子、小茴香、山药、肉桂等。

答疑解惑 1

肥胖都是吃出来的吗？

事实上，肥胖的成因复杂，与多种因素密切相关。

遗传因素：40%～70%的体重指数差异是由遗传因素造成。

饮食结构不当：摄入热量过多，尤其是高脂肪食物，生活中常见的烧烤、火锅等肥甘油腻的食物会导致体重增加。

缺乏运动：许多人喜欢饭后躺在床上玩手机，同时进食零食，这种习惯导致摄入的能量无法及时消耗，进而导致肥胖。

睡眠紊乱：睡眠时间过长或过短、作息紊乱、熬夜等都会增加肥胖风险。

环境因素：环境温度和污染物也会影响体重。维持体温需要消耗能量，而在温和的环境中，身体消耗的能量最少。所以很有意思的是，城市居民的超重率和肥胖率显著高于农村居民。还有一些环境污染物，如双酚A和全氟烷基酸，被确认为"诱胖剂"，

它们通过饮水、食物和空气等途径进入人体,增加了肥胖风险。

疾病与药物:如长期服用磺脲类和噻唑烷二酮类降糖药,可能导致内分泌紊乱,从而引发肥胖。

精神情志:也就是我们经常说的"压力肥",心理紧张和压力会影响应激激素的分泌,如甲状腺激素、肾上腺素和糖皮质激素。事实上,很多人通过进食高热量食物来缓解不良情绪,导致脂肪堆积,加重了超重甚至肥胖的风险。

其他因素:如年龄和性别。研究显示,肥胖患病率总体上

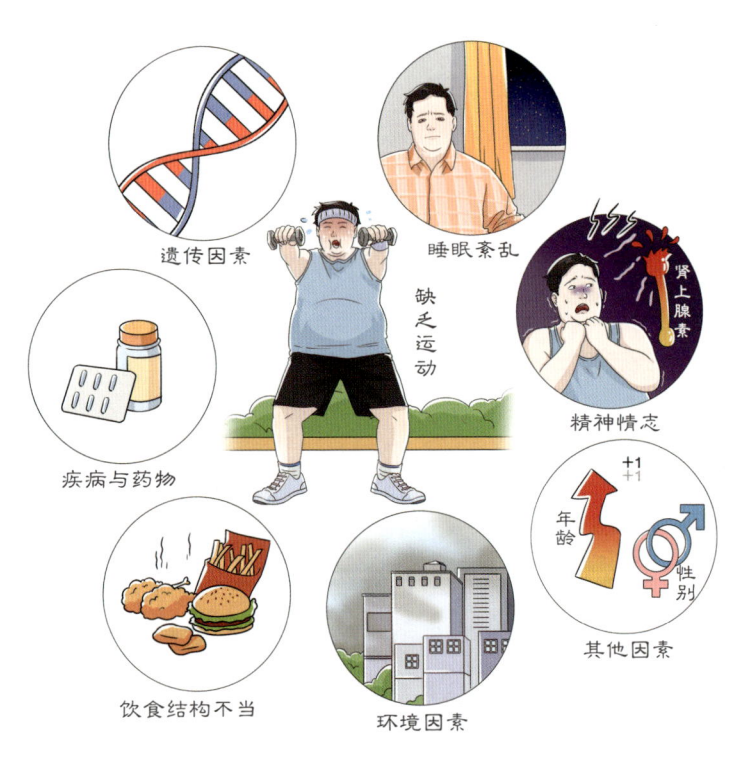

肥胖相关因素

随着年龄的增长而增加,然而,男性在 50 岁后,女性在 65 岁后,肥胖率有所下降。此外,45 岁以前女性肥胖率低于男性,45 岁以后则高于男性。

答疑解惑 2

光凭节食可以减重吗?

答案是可以,但不推荐。

单纯靠严格的节食来减重是一种不科学的减重方式,对人体的危害有很多。首先,节食减重只是起到暂时性降低体重的作用,并不能真正达到减重的效果,反而可能会出现月经不调、浮肿、虚胖,短期内有效果但易反弹。其次,节食还会造成人体各类营养的供应不足,出现贫血、低血糖、内分泌失调、抵抗力下降、厌食、消化系统疾病等。最后,长期节食减重会严重影响各器官功能,导致内分泌和代谢紊乱,甚至引发器质性病变。并且一旦停止节食,体重很容易引起反弹,最终无法达到维持减重的效果。

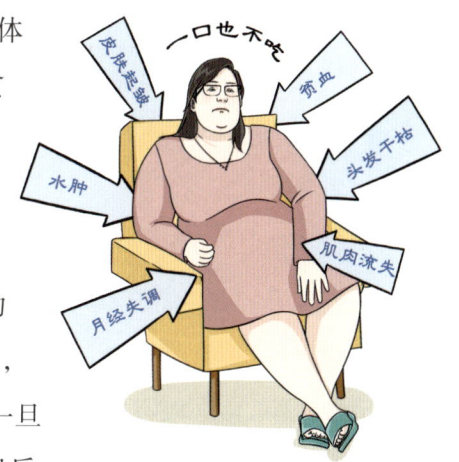

节食减重引发的不良后果

十一 体脂率正常的人群如何进行减重或塑形

体脂率正常的人群，仍然可以通过针灸来调节身体形态，实现减重和塑形的两个目标。但减重一定是以健康为前提。

（一）针灸减重

体脂率正常或者不正常在针灸的方法上是一样的，区别是前者可以适当地减少频率，或者说总体把握好饮食摄入量及消耗平衡的要求可能没有那么严格。

（二）针灸塑形

针灸可以针对不同部位的肌肉和脂肪进行调理，帮助塑造理想的身体线条。

针灸塑形的关键是要选对穴位，通常选择的穴位多与激活经络、调整气血、促进新陈代谢有关，如足太阳膀胱经、手少阳三焦经等经络上的穴位，或者刺激局部肌肉收缩，增强肌肉的力量和紧实度，以塑造线条优美的体型。

在进行针灸塑形时，针刺的深浅、角度、力度都需要掌握得当。针灸塑形可以和其他疗法结合，如中药调理、推拿、按摩等。为了达到最佳效果，针灸塑形需要一定频次的治疗来维持身体状态的平衡和塑形的效果。在接受针灸塑形的过程中,也需配合合理的饮食调理、适量的有氧运动或力量训练等,促进身体脂肪的燃烧和肌肉的塑造,帮助塑造完美的身体线条。

(三)综合调理

通过针灸调节气血和脏腑、促进消化、提高免疫力、保持心情的舒畅,使机体达到"阴平阳秘"的状态,更好地为减重、塑形"保驾护航"。

十二 减重有季节要求吗

中医认为:春夏养阳,秋冬养阴,春生夏长、秋收冬藏。这主要体现了中医养生理论中不同季节的养生方法和原则,同样适用于减重。

春夏养阳:是指春天人体阳气开始生发,夏季人体阳气外发,人们应当早起,进行一定强度的运动,以增强代谢、促进

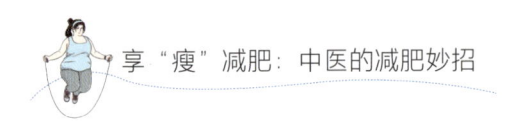

脂肪燃烧。但要注意避免运动剧烈，因出汗过多而损伤阳气。饮食上多吃清淡易消化的食物，避免寒凉生冷之物。

秋冬养阴：是指秋、冬季节阳气渐衰，阴气逐升，可适当减少运动量，但仍需保持适量运动，以维持身体的代谢率。饮食上避免过多食用燥热食物，可选择白萝卜、大白菜、百合、莲子等滋阴润燥食物。

春生夏长、秋收冬藏：体现季节循环变化的规律，提示"因时制宜"，调整生活规律、饮食习惯和运动计划，以求达到更好的减重效果。

然而，有些人觉得特定的季节更容易减重，这可能和季节性的食物变化和气温影响有关。如在夏季天气炎热，出汗增多，运动时燃烧的热量可能会更多；秋冬季节，气温较低，人们更倾向于进行室内运动，有人也可能会选择进食热量较低的热汤或热饮，以控制体重。

减重在一定意义上并没有严格的季节要求，关键在于保持持续的健康饮食和适量的运动。适当地进行"因时制宜"，无论在哪个季节进行减重，都可以取得成功。

十三 常用的减重经络按摩手法有哪些

减重经络按摩手法是结合经络理论和按摩技巧的一种方法，旨在通过按摩促进新陈代谢，加速脂肪燃烧，达到减轻体重的效果。正确的推拿按摩可以取得较大的体重下降，并改善身体质量指数、腰围等指标。按摩减重一般每周治疗5次，也可以个性化地适当延长或者减少按摩时间。

（一）腹部按摩手法

采用波浪式按摩或推腹法进行按摩。

波浪式按摩：以肚脐为中心，双手手指并拢，用食指、中指和无名指的指腹在腹部天枢穴按顺时针方向呈波浪式反复按摩，可以促进胃肠蠕动，增加体内脂肪、糖类的代谢，从而达到减重效果。

推腹法：即从上至下推按腹部，注意用力均匀，反复进行，有助于刺激多条经脉，使经脉通畅、气血充盈，促进腹部水液代谢正常，减少脂肪堆积。

（二）肩背部按摩手法

按揉督脉法：督脉经位于背部颈后至尾骶部的正中线上，

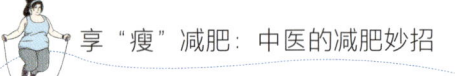

脊椎每两个棘突之间就是督脉上的穴位，操作者将掌根放背部一个一个棘突上，做环形按揉，以可以耐受为度。

揉穴位法：以一手揉按对侧肩背部的穴位，各20～40次。可揉按肩髃、肩井、肩外俞、巨骨、天宗、肺俞、风门等穴。

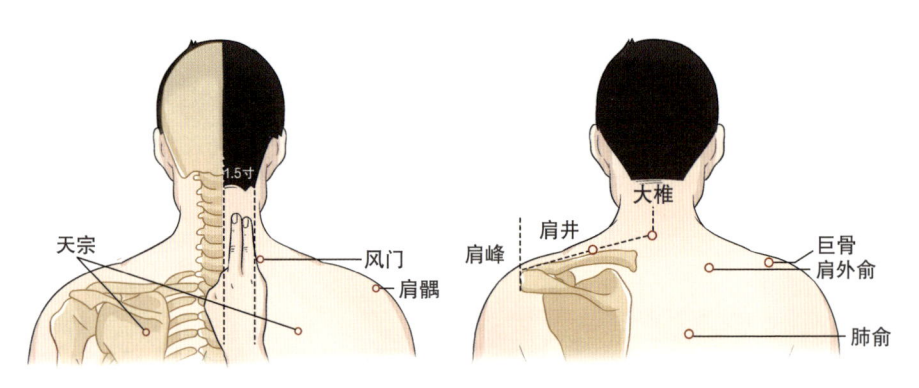

揉穴位法

提捏夹脊法：用单手或双手的拇指与食指相对，将脊柱旁边的一条形肌肉用力提起，边移边提，边提边拿，先自上而下（从颈部以下做到臀部以上），再自下而上（从臀部以上做到颈部以下）操作，上下反复操作两遍，注意对称提捏，不宜用力抓拧。背部大面积可以采用。

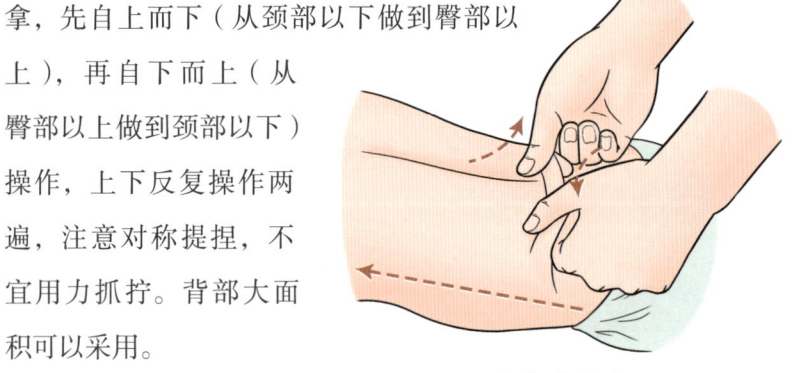

提捏夹脊法

摩法：以掌根着力于背部皮肤，手指伸直，用肘关节作屈伸运动，带动掌面沿背部足太阳膀胱络循行路线，作直线往返摩擦，以深部透热为宜。使用时压力不能过大，摩擦皮肤时不起皱叠为宜，移动速度在 100 ~ 120 次 / 分钟。

或者采用常见的拍打后背膀胱经法、拿捏肩肌等都有较好的疗效。

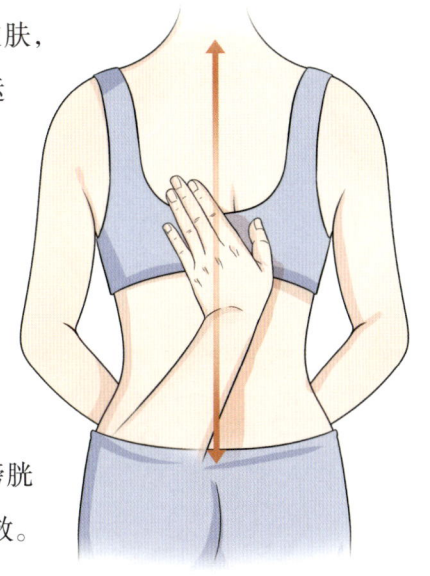

摩法

（三）四肢按摩手法

上肢多用拿、搓、拍、点等手法，下肢多用推、按、拍、搓等手法，脂肪丰满处可适当使用重手法，采取自上而下，向前向后推拿，以便使肌肉的毛细血管扩张，增加血流量，改善肌肉代谢，增加对脂肪的消耗。

（四）其他部位按摩手法

胸腹部按摩法：双手伸直，互相交叠放在肚脐上，大拇指交叉，掌心对准肚脐，稍吸气后收小腹，双手顺时针画圈，可以帮助肠胃蠕动，摩擦时会感觉到手掌和腹部微热。

瘦腰团摩法：用四指指腹或是全掌从肚脐开始，由内向外画圈，顺时针按摩腹部 3～5 分钟为一个循环，一般需要 5 个循环便会有热感。

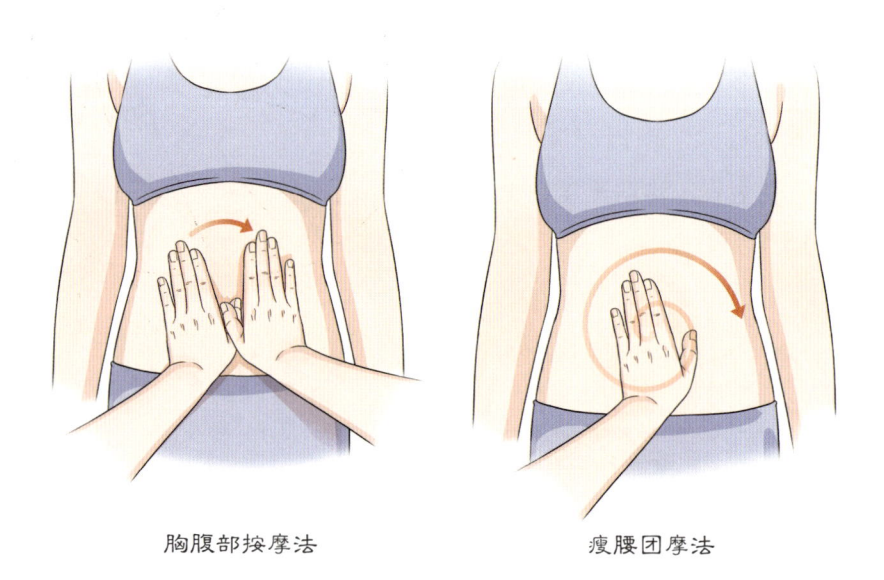

胸腹部按摩法　　　　　　瘦腰团摩法

除了正规医疗机构的经络推拿，也可以在居家休闲或者是办公间隙等进行按摩。

自行腹部推拿按摩，推荐穴位有天枢穴、上巨虚穴、丰隆穴和内庭穴。

天枢穴：位于腹部横平脐中，前正中线旁开 2 寸。按摩时可采用点按的方法，每天点按约 50 次。按摩天枢穴可以起到理气助运、清利湿热的作用。

上巨虚穴：位于小腿前外侧，犊鼻（外膝眼）下 6 寸，距胫骨前缘一横指处，左右各一。每天按压上巨虚穴约 50 次，可以帮助消化，改善便秘，促进减重。

丰隆穴：位于小腿前外侧，外踝尖上 8 寸，距胫骨前缘二横指处，即外膝眼与外踝尖连线的中点处。每天按揉丰隆穴 50 次左右，可以起到祛湿化痰，改善腹胀、消化不良等作用。

内庭穴：位于足背第 2、3 跖骨结合部前方凹陷处，左右各一。每天用拇指指端按压本穴 1 分钟，有调节消化功能、抑制食欲、缓解腹胀、便秘等作用。此外，每天以肚脐为中心，顺时针按摩腹部 30～50 次，也能促进消化，缓解便秘。

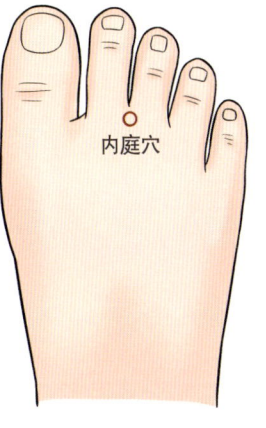

注意事项

按摩在手法选用、力度掌握、辨证取穴、用穴方法等方面有着科学的操作规范和治疗程序，在不同年龄、不同体质的个体，以及同一个体的不同治疗疗程中都会有所变化。应随时关注机体变化，必要时去专科医院就诊。

第三章
瘦出好身材

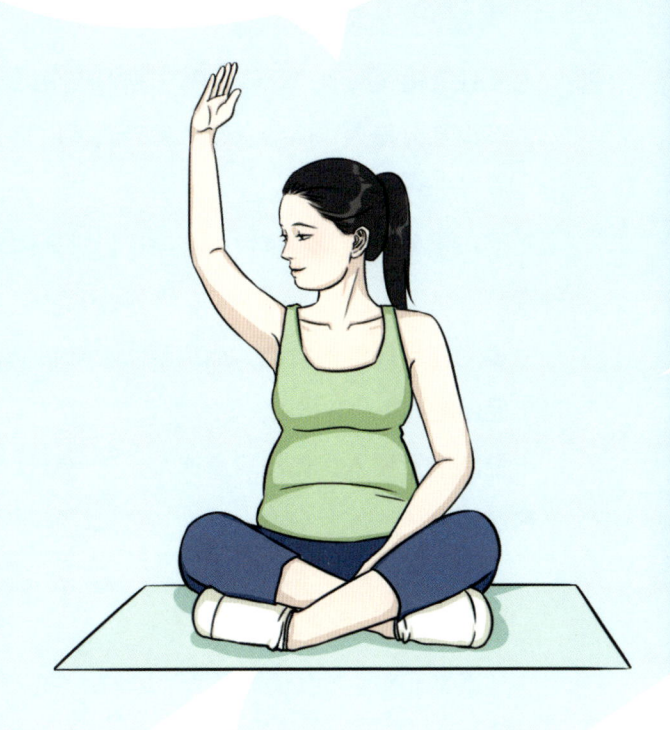

一 怎么瘦脸

针灸瘦脸通过刺激面部穴位，调节神经和肌肉功能，促进面部血液循环和淋巴排毒。这有助于减少面部水肿和脂肪堆积，使面部线条更加紧致。同时，针灸还能平衡气血、调理脏腑功能，从整体上改善面部肌肤状态。

（一）饮食调整

在针灸瘦脸期间，调整饮食习惯以辅助瘦脸效果。

减少盐分摄入：高盐食物容易导致体内水分滞留和面部水肿，应尽量减少盐分摄入。

增加水分摄入：适量饮水有助于促进体内新陈代谢和淋巴排毒。

多吃富含纤维的食物：如蔬菜、水果和全谷类食物等，有助于促进肠道蠕动和排毒。

控制热量摄入：保持均衡饮食，避免暴饮暴食和摄入过多高热量食物。

（二）面部运动

适当的面部运动可以增强面部肌肉张力，提高针灸瘦脸的效果。

面部按摩：平时进行面部按摩，可以促进血液循环和淋巴排毒。

表情操：通过做各种表情来锻炼面部肌肉，如张大嘴巴、皱眉、闭眼等。

有氧运动：全身性的有氧运动，如慢跑、游泳等也能促进全身血液循环和新陈代谢，有助于瘦脸。

（三）常用穴位

针灸瘦脸常用的穴位有颊车穴、地仓穴、迎香穴、太阳穴等。这些穴位的具体位置和作用如下。

颊车穴：位于下颌角前上方约一横指处，咀嚼时肌肉隆起时出现的凹陷处。此穴能有效消除脸颊浮肿和脂肪堆积。

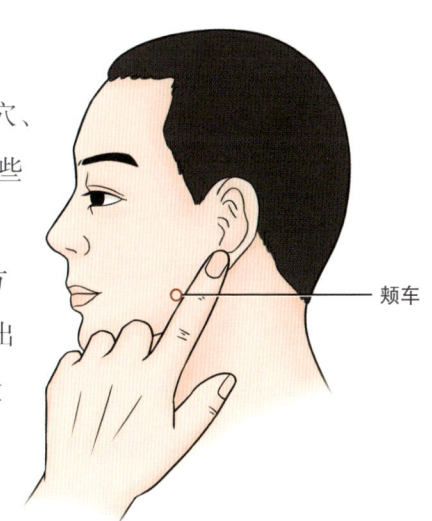

地仓穴：位于口角外侧约0.4寸处，上直对瞳孔。此穴能帮助消除法令纹，提升口面部肌肉。

迎香穴：位于鼻翼外缘中点旁开约0.5寸处，当鼻唇沟中。此穴能消除眼部浮肿和肌肤松弛。

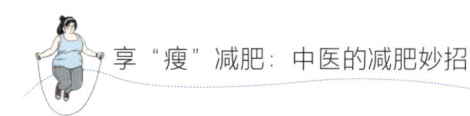

太阳穴：位于眉梢与目外眦之间向后约一横指的凹陷处。此穴能促进新陈代谢和消除眼睛疲劳。

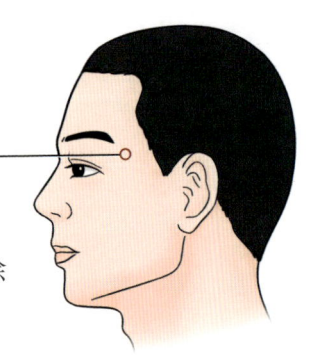

> ### 李彬主任划重点
>
> **保持良好的生活习惯**：均衡饮食、适量运动、充足睡眠是保持身体健康和瘦脸效果的关键。
>
> **避免面部受凉**：针灸后应注意面部保暖，避免受凉导致面部血管收缩影响血液循环。
>
> **保持面部清洁**：定期清洁面部皮肤以保持毛孔通畅和血液循环顺畅。
>
> **定期复诊**：在治疗过程中，应定期复诊以调整治疗方案和评估瘦脸效果。

针灸瘦脸是一种安全有效的瘦脸方法，需要专业医师的操作和个性化治疗方案的制定。结合针对性饮食、运动和平时注意事项可以进一步提高瘦脸效果，并维持良好的面部肌肤状态。

二 怎么瘦手臂

针灸瘦手臂主要通过刺激手臂上的特定穴位，以达到疏通经络、促进新陈代谢、减少脂肪堆积的效果。

（一）运动锻炼

手臂运动：如哑铃弯举、臂力器锻炼等，有针对性地锻炼手臂肌肉，帮助塑造手臂线条。

有氧运动：如快走、慢跑、游泳等，可以提高整体新陈代谢率，促进全身脂肪的燃烧。

（二）常用穴位

针灸瘦手臂时，常用的穴位有曲池穴、手三里穴、臂臑穴等。

曲池穴：位于肘横纹外侧端，屈肘时当尺泽与肱骨外上髁连线中点。取穴时，患者取坐位，屈肘放于胸前，在其肘横纹的尽头可触及一凹陷处即为该穴。

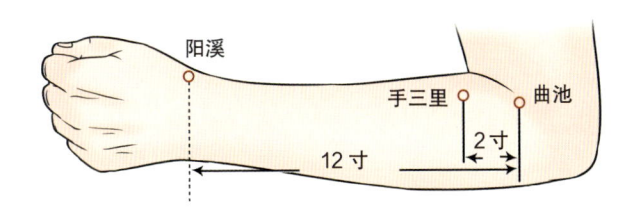

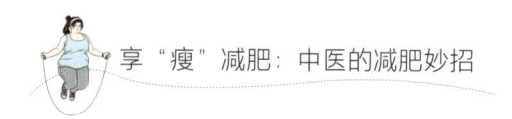

手三里穴：位于前臂背面桡侧，当阳溪与曲池连线上，肘横纹下 2 寸处。取穴时，患者取坐位或仰卧位，手臂微屈，在阳溪与曲池的连线上，肘横纹下 2 横指处即为该穴。

臂臑穴：位于臂外侧，三角肌止点处，当曲池与肩髃连线上，曲池上 7 寸。取穴时，患者取坐位或直立位，手臂自然下垂或略外展，在肩髃与曲池的连线上，曲池上 7 横指处即为该穴。

针灸瘦手臂通过刺激特定穴位、合理饮食和适量运动等多方面措施共同作用，达到减少手臂脂肪、塑造手臂线条的效果。在进行针灸减重时，一定要选择正规医院并在专业医生指导下进行。

三 怎么瘦腹部

以下是一个系统的瘦腹部计划。

（一）体育锻炼

有氧运动：慢跑、游泳、骑自行车等运动，有助于消耗全身脂肪，包括腹部脂肪。

针对腹部的运动：仰卧起坐、转呼啦圈、平板支撑等，这些运动可以直接锻炼腹部肌肉，加速腹部脂肪的消耗。

日常活动：对于久坐的人群，除了保持正确的坐姿外，日常可以尝试有意识地进行腹部呼吸等方法来促进腹部脂肪的消耗。

（二）其他方法

腹部按摩：每天按揉腹部至少 30 分钟，按压天枢穴、气海穴、关元穴等，有效促进肠蠕动，减少腹部脂肪堆积。

物理治疗：如针灸等，通过对腹部穴位进行的刺激，加速人体新陈代谢，达到减重效果。

药物治疗：如果通过饮食调理、物理治疗仍没有得到较好的减重效果，且体重仍然持续增长，可以在医生指导下进行药物治疗。

李彬主任划重点

高度重视：腹型肥胖危害最大，是心脑血管疾病的独立危险因素，减腹最应该引起大家的重视。

合理搭配：不要只依赖一种方法，合理搭配饮食、运动和其他方法，能更快地达到瘦腹部的目标。

健康第一：避免极端的减重方法，如过度节食、过量运动等，以免对身体造成伤害。

四 怎么瘦小肚子

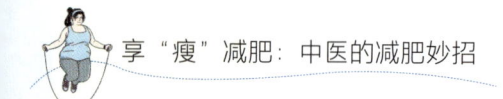

瘦小肚子需要综合考虑饮食调整、针对性运动和良好的生活习惯。以下是一个详细的瘦小肚子计划。

(一) 饮食调整

1. 选择"瘦腹"食品

番茄：富含食物纤维，可吸附肠道内多余脂肪，建议餐前食用。

黑咖啡：有利尿、消肿作用，可促进肠胃蠕动，建议早餐时饮用。

2. 晚餐提前

建议晚上6点前吃完晚餐，让肠胃有足够的时间消化。

(二) 有氧运动

做有氧运动，如跳绳、慢跑等，连续跳绳10分钟消耗的热量等同于慢跑30分钟，建议每周至少进行3次，每次30分钟以上。

（三）腹部锻炼

仰卧起坐：每天晚上睡觉前做，可有效消耗腹部脂肪，建议初期从少量开始，逐渐增加数量。

转呼啦圈：每小时可消耗 5 千卡的热量，如体重 45 千克，转 1 小时可消耗 225 千卡。

高抬腿：每天坚持做 100 个，一般 1 个月可见效果。

空中蹬自行车：每天坚持做 100 次，瘦腹效果明显。

（四）生活习惯

保持腹部紧张：日常生活中注意收紧腹部，如捡书动作、站立时抬头挺胸等。

腹部按摩：每周进行 1~2 次，每次至少 30 分钟，有助于促进肠蠕动，减少腹部脂肪堆积。

充足睡眠：每晚保持 7~8 小时睡眠时间有助于维持身体正常代谢。

通过以上方法综合调整饮食、运动和生活习惯，你将能够更有效地瘦下小肚子。记得在过程中保持积极的心态和耐心。

五 怎么瘦大腿

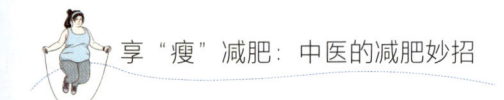

（一）有氧运动

快走或慢跑：这是最简单易行的有氧运动之一，可以帮助燃烧全身的脂肪，包括大腿。每周至少进行3~5次，每次持续30分钟以上。

骑自行车：骑自行车不仅能锻炼大腿的肌肉，还能增强心肺功能。每周可以安排2~3次骑行，每次骑行距离根据自己的体力来定。

游泳：游泳是一项全身性的运动，对大腿的塑形效果非常好。每周游泳2~3次，每次持续30分钟以上。

（二）大腿特定锻炼

深蹲：深蹲是锻炼大腿肌肉的经典动作，确保膝盖不超过脚尖，背部挺直，缓慢下蹲和站起。每天进行4组，每组10~15次。

腿举：使用健身器械或自己的重量进行腿举，可以强化大腿后侧的肌肉。每天进行4组，每组10~12次。

踢腿：向前、向后、向左、向右踢腿，可以锻炼大腿的不同部位。每天进行4组，每组20~30次。

（三）饮食调整

控制热量摄入：减少高热量食物的摄入，尤其是油炸、甜食和含糖饮料。增加蔬果、全谷物和蛋白质的摄入。

增加膳食纤维：多吃富含膳食纤维的食物，如燕麦、豆类、蔬菜等，有助于减少饥饿感，保持饱腹感。

足量饮水：保持身体充足的水分有助于代谢废物和脂肪，建议每天喝 8～10 杯水。

（四）生活习惯

避免久坐：长时间坐着会导致大腿脂肪堆积。每隔一段时间就站起来走动一下，或者做一些简单的伸展运动。

保持良好的姿势：无论是站立还是坐着都要保持挺胸、收腹、双脚平放在地上的正确姿势。

充足的睡眠：睡眠不足会影响身体的新陈代谢和激素分泌，导致体重增加。建议每晚保持 7～8 小时的睡眠。

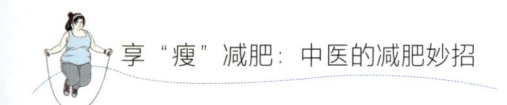

六 体重指数和体脂率都合格，但是内脏脂肪指数高，怎么减重

体重指数和体脂率都合格，但内脏脂肪指数较高，表明其存在内脏脂肪的堆积问题，罹患代谢综合征、心血管疾病等慢性病的风险较高。内脏脂肪指数高通常是不良的饮食习惯、缺乏运动、高压力等因素导致的。下面是一些减少内脏脂肪的建议。

（一）调整饮食

1. 控制热量摄入，减少碳水化合物摄入

低碳水饮食能比低脂饮食更有效地减少内脏脂肪。生酮饮食是一种非常低碳水的饮食方式，可以帮助消除多余的内脏脂肪沉积，但是这种饮食方式须在专业人士和医生的指导下进行。

2. 增加可溶性纤维摄入

食用可溶性纤维（如亚麻籽、红薯、豆类等）易使人体更快获得饱腹感，以减少暴饮暴食的机会，帮助减少体内多余的热量吸收。

3. 增加蛋白质摄入

蛋白质不仅可以帮助增加肌肉生成，还可以促进饱腹感，调节肠道激素和胆囊收缩素的分泌，减少暴饮暴食的发生。

4. 避免食用反式脂肪

反式脂肪摄入和内脏脂肪含量的增加直接相关。食物中若包含代可可脂、植物牛油、植物黄油、氢化棕榈油、精炼植物油等,应尽量避免食用。

5. 避免高糖摄入

过量的糖类摄入,易经肝脏代谢后转化为脂肪,从而堆积在内脏中。

(二)间歇性禁食

与节食不同,间歇性禁食不限制任何食物。通过间歇性禁食的方式减少热量摄入,有助于减少内脏脂肪。

(三)增加有氧运动

有氧运动如慢跑、跳绳、游泳、骑自行车等可有效燃烧人体多余的热量,促进脂肪分解和代谢,包括内脏脂肪。每周至少进行 150 分钟的中等强度有氧运动,可提高心肺功能,加速新陈代谢,促进内脏脂肪燃烧。

(四)增强肌肉锻炼

进行力量训练可以增强肌肉质量,提高基础代谢率,增强肌肉质量意味着静息状态下能消耗更多的热量,减少内脏脂肪堆积。

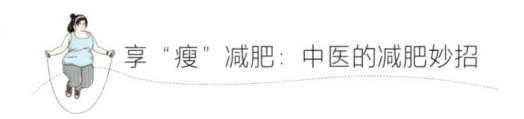

（五）控制压力

长期的压力会导致体内激素失调，促进内脏脂肪堆积。通过放松、冥想、瑜伽、深呼吸等方式减轻压力，减少脂肪堆积。

（六）充足睡眠

睡眠不足会导致代谢紊乱，增加内脏脂肪的堆积。保持每晚 7~8 小时的充足睡眠，不仅有助于消除疲劳、恢复体力，还能维持内分泌平衡，促进脂肪的分解和代谢。

（七）调整生活方式

控制饮酒，应适量饮酒或戒酒。

（八）定期体检

定期进行身体检查，包括测量内脏脂肪指数、血压、血糖、血脂等指标，及时发现问题并采取相应的措施。

第四章
学会这样吃

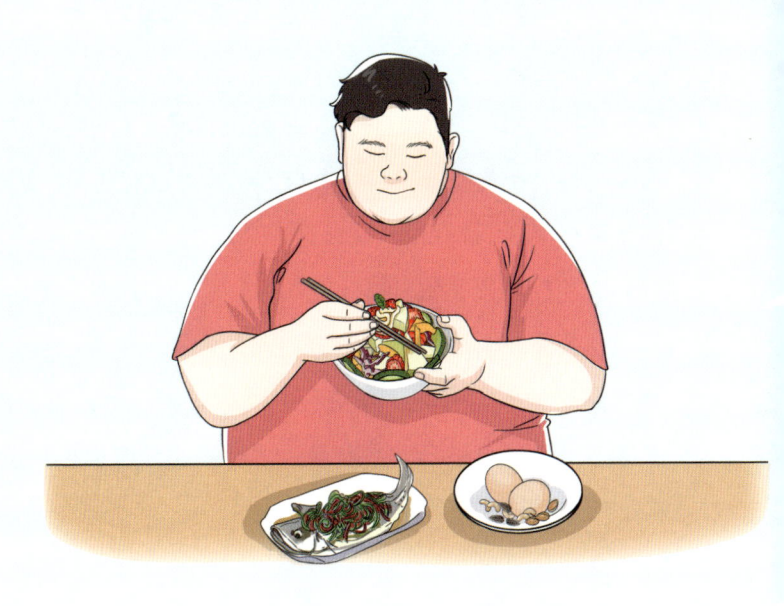

一 减重控制不住饥饿感怎么办

难以忍受饥饿感是导致减重失败的最主要原因。首先需要明确，这个"饥饿"不是完全不吃东西产生的饥饿，而是在营养均衡的基础上，由于少吃产生的微微饥饿感。与饥饿感最密切的影响因素当属血糖水平和胃的饱腹感，所以关键是要保证较平稳的血糖水平和饱腹感。

（一）控制饥饿感的常见方法

1. 多喝水

多喝水可以增加饱腹感、减轻饥饿感，在一定程度上增强人体代谢。矿物质苏打水、咖啡、绿茶等也有助于抑制饥饿感，防止胃痉挛。

2. 吃饱腹感强的食物

主要是富含膳食纤维和蛋白质的食物。前者主要是新鲜蔬菜、菌菇，如西蓝花、芹菜、生菜、菠菜、小白菜、西红柿、青椒、蘑菇、金针菇、平菇等；后者主要是瘦肉类、鱼类、蛋类、奶制品、豆制品等。

3. 细嚼慢咽

细嚼慢咽可以减少进食量。另外，在细嚼慢咽的过程中，由于口腔咀嚼次数增多，口腔活动会刺激体内消化和吸收活动增加，从而消耗更多热量。

4. 转移注意力

可以尝试转移注意力，如散步、听音乐、看剧等。也可以采取意识进食法，在吃东西时细嚼慢咽，时刻提醒自己已经吃了很多了，不要继续吃了，让自己更加理智地面对食物。

5. 专心吃饭

研究表明，专心进食者比分心进食者减掉了更多体重。

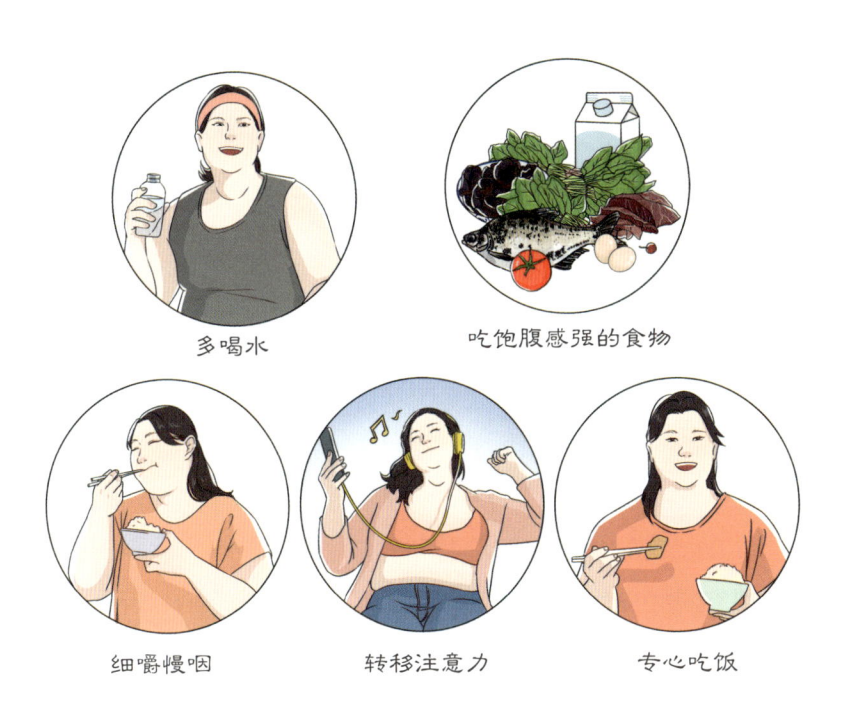

多喝水

吃饱腹感强的食物

细嚼慢咽

转移注意力

专心吃饭

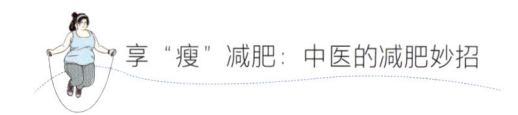

（二）正确的医疗干预

当个人意志难以控制饥饿感时，应当求助医学的帮助。

能抑制食欲的药物主要有阿片受体拮抗剂、儿茶酚胺类药物、5-羟色胺受体激动剂和胰高血糖素样肽-1受体激动剂等；陈皮、荷叶、决明子、玫瑰花、山楂、枸杞子、菊花、番泻叶等中药也可以抑制食欲。在医生指导下使用药物，切勿自行用药。

目前针灸减重这种方法大受欢迎，同样建议选择正规医疗机构进行治疗。

二、减重必须吃轻食吗

实际上，减重不一定非要吃轻食。重要的是了解怎样合理地将其融入日常饮食中。

（一）什么是轻食

轻食是以单例或套餐形式提供给消费者的控制总能量的配餐食品。现代轻食有以下特点。

低脂肪、低热量、少糖、少盐：这些特点有助于控制能量摄入。

富含膳食纤维：有助于增加饱腹感，促进消化。

营养丰富：包含蛋白质、碳水化合物、维生素、矿物质等必需营养素。

（二）轻食的营养组成

轻食应当包含多种营养成分，以满足人体的适宜营养需求。

蛋白质：来源于瘦肉、鱼类、蛋类、豆制品等。

碳水化合物：来源于全谷物、水果等。

脂肪：主要是健康脂肪，如橄榄油、坚果等。

膳食纤维：主要来自蔬菜、水果、全谷物等。

维生素和矿物质：通过多样化的食材搭配来保证摄入。

选择食材时，宜选用具有不同营养组分的新鲜食材，尽量避免使用过度加工的、存在营养损失的原料。

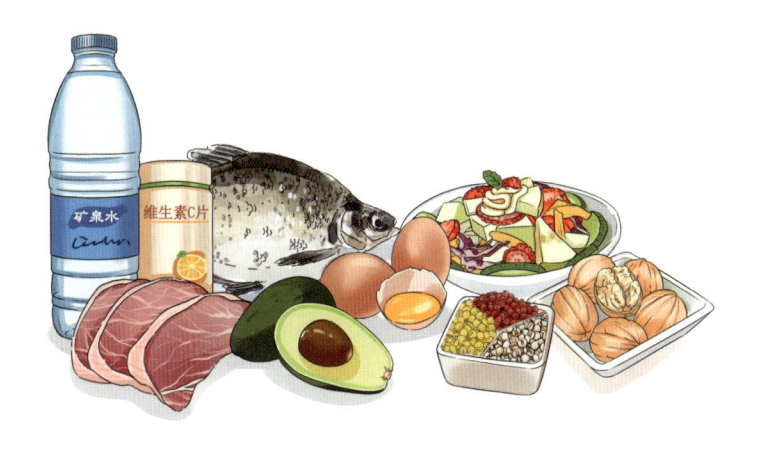

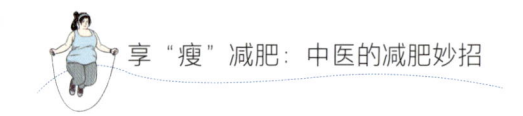

（三）轻食的潜在问题

营养不均衡：市面上的轻食常以生蔬菜为主，量虽大但营养密度可能不足。生蔬菜对一些脾胃虚寒的人群不友好，可能会引起胃痛、胃胀、腹泻等问题。

冷食风险：沙拉等冷食容易滋生致病菌，存在食物中毒的隐患。

高热量调味品：常用的沙拉酱、千岛酱、蛋黄酱等调味品热量高，不利于减重。

（四）轻食在减重中的应用

轻食并不特指某种食物，而是一种餐饮形态，强调低热量、低脂肪、高纤维和营养丰富。在减重过程中，可以借鉴轻食的理念，注重食材选择和烹饪方式，确保饮食健康且营养均衡。

选择天然食材：尽量选用新鲜、未加工的食材，避免使用高热量的调味品。

多样化搭配：通过不同食材的搭配，保证蛋白质、碳水化合物、脂肪和微量营养素的摄入。

合理烹饪：采用蒸、煮等健康烹饪方式，减少油炸和高温烹饪。

> **李彬主任划重点**
>
> 减重不一定必须吃轻食，但轻食的理念和科学的膳食规划，可以在减重过程中实现健康和持久的效果。关键在于以下几个方面。
>
> **控制总能量**：通过减少脂肪和钠的摄入，合理设计蛋白质和碳水化合物的比例。
>
> **保证营养均衡**：增加膳食纤维、维生素、矿物质等的摄入，保持营养丰富。
>
> **健康烹饪**：采用简约的烹饪方式，保留食材本来的营养和味道。

三 减重食谱有哪些

减重的关键在于"能量缺口"，以下食谱既可以享用美食又不至于体重飙升。

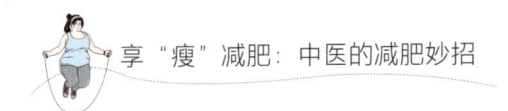

"5+2"轻断食食谱

"5+2"轻断食，即一周之内5天正常饮食，2天（不连续）轻断食（女性500千卡/天，男性600千卡/天）。这种断食方式能使一周内的平均能量摄入下降，改善血糖水平，选择不连续的两天还可以减轻饥饿感。

1. 非断食日食谱

早餐（7：30）：主食50克，搭配粗粮和细粮，蛋白质食物150克（1个鸡蛋+牛奶/豆浆250毫升），复合维生素1片。

加餐（10：00）：脱脂酸奶150克。

加餐（11：30）：白开水300毫升。

午餐（12：00）：主食25克，搭配粗粮和细粮，蛋白质食物150克（瘦肉50克+1个鸡蛋/豆腐100克或豆干50克），蔬菜250克。

加餐（16：30）：低脂酸奶150克。

晚餐（18：30）：主食25克，搭配粗粮和细粮，蛋白质食物100克（瘦肉50克+1个鸡蛋清，或者豆腐100克/豆干50克），蔬菜250克。

加餐（睡前）：低脂酸奶150克。

2. 断食日食谱

推荐周一和周四两天作为断食日，全天饮水量为2500毫升。

早餐（7：30）：1个鸡蛋，脱脂牛奶或低脂酸奶100克，复合维生素 1 片。

午餐（12：00）：水果 150～200 克。

晚餐（18：30）：主食 25 克，蔬菜 200 克（水煮），蛋白质类食物 50 克，复合维生素 1 片。

李彬主任划重点

多喝水：无论是断食日还是非断食日，每天都要保持足够的水分摄入，建议至少饮用 2500 毫升白开水。

营养均衡：即使在轻断食期间，也要注意营养的均衡摄入，避免只吃一种类型的食物。

逐步适应：刚开始可能会有些不适应，建议逐步减少食量，过渡到"5+2"轻断食的饮食方式。

特别需要注意的是，有慢性病或其他健康问题的人，在改变饮食习惯前应咨询医生或营养师。

第五章
学会这样动

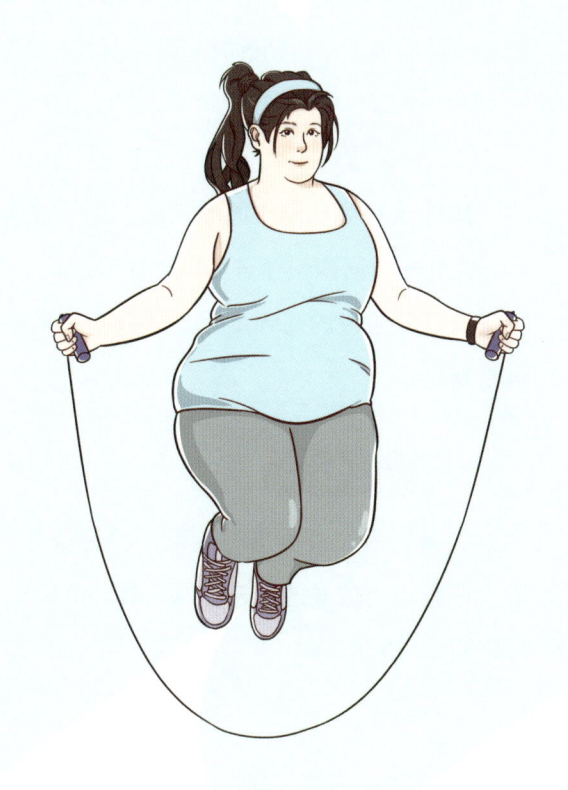

一 常见的减重运动方式有哪些

每种运动方式在减重效果和适用性上各有特点，以下是几种常见且有效的减重运动方式。

（一）游泳

游泳是一项全身性的运动，需要调动全身的肌肉。要想达到减脂效果，需要有氧心率达到 120～140 次/分钟。在保持有氧心率的前提下，运动的时间越长消耗的热量越多。

（二）HIIT

HIIT 全称为高强度间歇训练，是一种高强度的有氧运动方式，先在短时间内快速进行高强度的运动，然后休息一段时间，再进行下一阶段的高强度运动，减脂效果明显，门类众多，也极易受伤。

（三）跳绳

跳绳是最经济实惠的运动，没有场地、器械等硬性要求，老少咸宜。当跳绳的速率在每分钟 140 次以上时，燃脂效率是慢跑的 2～3 倍。

（四）跑步

跑步减重，是我们最熟知的减重运动。需要注意以下两个误区。

1. 出汗越多不等于减重效果越好

心率是反映运动效果的指标，最理想的燃脂心率是在中低强度运动下的心率。心率太低，表明运动强度不够，燃脂效果不好；心率太高，表明运动强度太大，进入无氧运动区间，开始挑战人的惰性，容易半途而废。

2. 跑的距离越长等于消耗热量越多

心率决定了燃脂的"质"，时间决定了燃脂的"量"，所以热量消耗的关键是看我们跑了多久，而不是跑了多远。

（五）快走

快走的速度介于散步和竞走之间，是一项讲究姿势、速度和时间的步行运动，需要挺直躯干，抬头、收腹、协调摆动手臂，快速行走，为120～140步/分钟。如果你不想跑步，或者受限于场地，可以选择每天下班后提前下车快走回家。

（六）爬楼梯

爬楼要用到臀部和腿部的力量，爬楼层数越高，它的难度就越趋于HIIT运动，燃脂效果是非常好的，但要注意避免膝盖损伤。

（七）打球

球类运动有踢足球、打篮球、打羽毛球、打网球、打排球等，在此类运动中，结合跑、跳、挥臂等动作，不仅能让我们在不知不觉中消耗掉身上多余的热量，还能让我们心情愉悦，是一种快乐的减重方法。

（八）拳击

拳击属于HIIT运动，所消耗的热量比纯有氧运动要多得多，停止运动后，也会持续消耗热量，是减重增肌的上上之选。

（九）体操

体操除了能够减重，还有塑形的好处。Keep操课教学是广播体操的加强版，要标准地做满3分钟，看似动作简单，做完也会累得大汗淋漓。如果做完一遍不觉得累，可以根据自身的体力情况多做几遍。

（十）跳舞

跳舞的减重效果虽然不是很明显，但是它有两个很重要的优势，即塑形和提升气质。舞蹈属于有氧运动，种类多，讲究肢体协调、爆发力和控制力，能提高心肺功能。

第五章 学会这样动

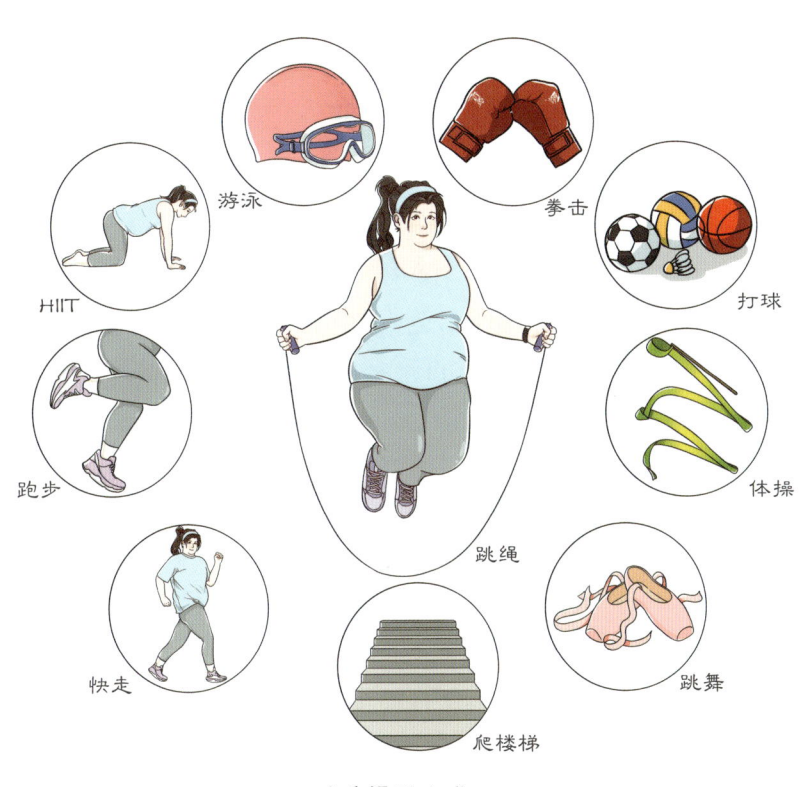

游泳 / 拳击 / 打球 / HIIT / 体操 / 跑步 / 跳舞 / 快走 / 跳绳 / 爬楼梯

减重运动方式

跳绳的规范动作

跃起时双膝要微微弯曲，给身体一个缓冲，无须跳得太高，能够过绳即可，手臂摆动幅度不宜过大，手腕发力即可，同时腹部收紧，让全身都参与到运动中来。

二 健身后体重反而增加了，是怎么回事

健身后体重增加是许多人在健身初期可能遇到的问题。这并不一定意味着你的健身计划失败了。相反，这可能是身体积极适应锻炼的一种表现。以下是健身后体重增加的几个常见原因。

（一）锻炼强度不够

原因：健身强度不够，每天吃进去的东西大于身体锻炼消耗的能量，导致体重增加。

解决方案：在制订减重计划时，调整各个项目的锻炼强度或时长，确保每日能量消耗大于摄入。

（二）肌肉重量增加

原因：肌肉比脂肪更致密，体积更小。在锻炼的过程中，肌肉纤维受到刺激后会增加，导致肌肉量增加，从而引起体重增加。

解决方案：不用过于关注体重数字，可以通过测量身体围度或体脂率来评估健身效果。

（三）饮食摄入增加

原因：健身后食欲增加，摄入的食物量增加，尤其是高卡路里食物，可能导致体重增加。

解决方案：合理控制饮食，运动后选择饱腹感比较强且能量较低的食物，如薯类、魔芋等来补充能量，避免过度饮食。

（四）水分摄入

原因：锻炼后身体因出汗而丢失水分，增加饮水量以补充失去的水分，可能会导致体重暂时增加。

解决方案：这种体重增加是暂时的，不需要过于担心，保持正常的饮水习惯即可。

如果体重增加是肌肉或水分摄入增加等正常因素导致，无须过于担心。如果体重增加是食物摄入增加或锻炼强度不够所致，则需要根据自身情况调整饮食及锻炼计划。

第六章
胖与胖，不一样

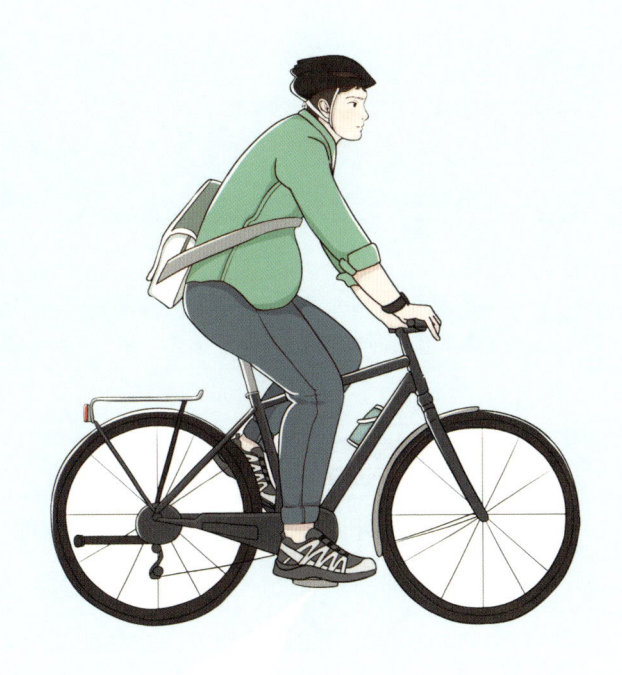

一 男性和女性的肥胖，一样吗

男性和女性的肥胖在成因、表现和治疗方法上存在显著差异。以下是一些关键的不同点。

（一）成因的差异

肥胖的成因因性别而异，主要体现在激素、饮食习惯和运动习惯上。这些差异都会影响脂肪的分布和燃烧。

男性和女性的肥胖成因

性别	激素	饮食习惯	运动习惯
男性	睾酮较多，脂肪更容易集中在腹部	容易通过饮酒摄入过多热量，喜欢高脂肪、高蛋白的食物	通常进行高强度运动，如举重和跑步
女性	雌激素较高，脂肪容易堆积在臀部和大腿	容易因情绪波动暴饮暴食，偏爱甜食	更倾向于瑜伽和普拉提等低强度运动

（二）表现的差异

男性和女性在脂肪分布和肥胖相关疾病方面存在显著差异。男性更容易在腹部囤积脂肪，这种腹部脂肪与心血管疾病和糖尿病等慢性病的风险增加密切相关。女性的脂肪更容易堆积在臀部和大腿。此外，男性容易出现睡眠呼吸暂停综合征和 2 型糖尿病；女性容易患多囊卵巢综合征和甲状腺疾病。了解这些差异，有助于采取针对性的健康管理措施。

（三）治疗方法的差异

针对肥胖，男性和女性需要采取不同的饮食、运动和药物治疗方法。在药物治疗方面，一些药物可能会对男女产生不同的不良反应，需要根据性别进行个体化治疗，如一些药物可能会影响女性的月经周期，而对男性则没有影响。

男性和女性肥胖在治疗方法上的差异

性别	调整饮食	运动锻炼
男性	增加蛋白质摄入，适当减少脂肪摄入	进行高强度间歇训练（HIIT）和力量训练，以提高肌肉质量和燃烧脂肪
女性	减少碳水化合物摄入，增加纤维和优质蛋白的摄入	选择瑜伽、普拉提等低强度运动，并结合有氧运动来减少脂肪

二 大体重的人群，如何减重

大体重，是指体重超出标准体重 25 千克以上［标准体重（千克）= 身高（厘米）-105］。大体重基数的人，体能耐力比

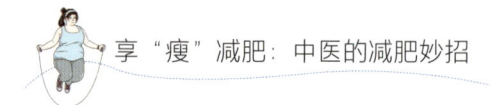

较差，很难驾驭较高强度运动，不容易坚持下来，进行节食容易出现低血糖、乏力等问题。目前适合大体重人群的减重方式主要是饮食控制和运动训练。

（一）饮食控制

1. 食物总体热量控制

减少高热量食物的摄入，尤其是巧克力、油炸食物、糖果等高热量零食，以及高糖饮料和酒精。

2. 增加蔬菜和水果摄入

蔬菜和水果富含纤维和维生素，能够提供饱腹感且热量低，有助于控制热量摄入。

3. 减少碳水化合物摄入

减少精加工的碳水化合物摄入，如白米饭、面包等，可选择全谷类或粗粮。

4. 增加高蛋白摄入

选择瘦肉、鸡蛋、豆类等高蛋白食物，有助于增加饱腹感和维持肌肉质量。

5. 控制饮食频率和分量

控制食物摄入分量和饮食次数，避免过度进食和暴饮暴食。

6. 增加饮水摄入

增加饮水量，有助于减少饥饿感，促进新陈代谢和排毒。

（二）运动训练

大体重的人群在运动方面虽然耐力较差，但是优势在于本身的肌肉力量比较大。有氧运动对关节的冲击较小，而无氧运动能增强肌肉力量和耐力。因此对于大体重人群而言，先进行适量的有氧运动，再逐渐引入无氧运动，可以更有效地达到减重的目的。

1. 合适的有氧运动项目

（1）快走和慢跑。

（2）游泳。

（3）骑行/动感单车。

（4）椭圆机、划船机。

2. 合适的无氧运动项目

（1）平板支撑。

（2）仰卧起坐。

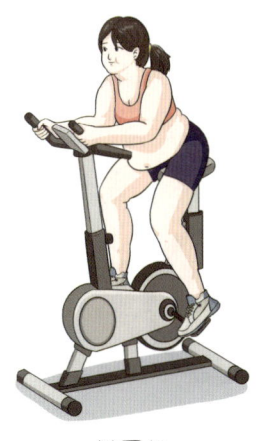

椭圆机　　　　　　划船机

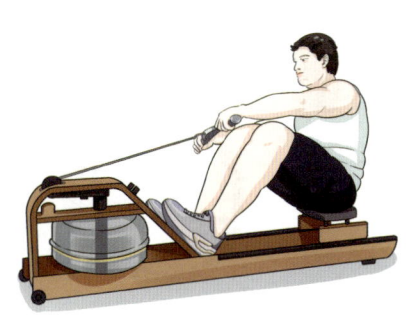

三、青少年肥胖，如何减重

青少年肥胖是一个严重的健康问题，影响其身体健康和心理健康。可以采取以下措施来帮助他们养成健康的生活方式，减少肥胖风险，促进健康。

教育青少年养成健康的饮食习惯，多吃水果、蔬菜、全谷类和蛋白质，少吃高糖、高脂肪和加工食品。

监督青少年控制饮食量，认识到饥饿和饱足感。

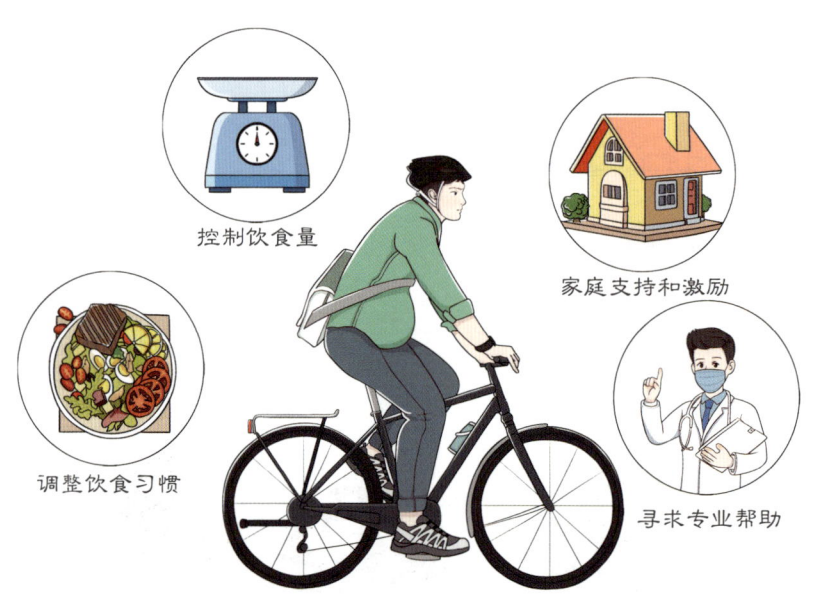

肥胖青少年减重采取的措施和方法

鼓励青少年每天至少进行60分钟的有氧运动，如跑步、游泳、骑自行车或跳绳。

减少青少年久坐时间，多参与户外活动或轻松的家务。

家庭的支持和激励也很重要，家长应成为青少年的健康榜样。

如果饮食和运动无法有效控制体重，应寻求医生和营养师的帮助。

四 女性在备孕期间可以埋线减重吗

埋线减重这种方法虽然有效，但其安全性和效果在怀孕前后可能会有所不同。备孕期间是否可以埋线减重，需要慎重考虑。

在备孕期间，女性的身体需要保持最佳状态，以确保受孕和怀孕过程的顺利，特别是在备孕和妊娠期间可能对胎儿的健康产生影响。因此，备孕期间最好选择更加安全、温和的减重方法，如均衡饮食、适量运动和保持良好的生活习惯。

总之，如果你在备孕期间考虑埋线减重，最好先咨询医生的意见，以确保采取的任何减重方法都是安全且适合的。

五 妊娠期女性如何控制体重过快增长

妊娠期间，女性适当的体重增长对母婴健康至关重要。但是，过快的体重增长可能会增加妊娠并发症的风险，如妊娠期高血压、妊娠糖尿病等。以下是一些科学的建议，帮助孕妇控制体重过快增长。

孕妇需要适量增加热量摄入，孕早期每日多摄入 300 千卡，

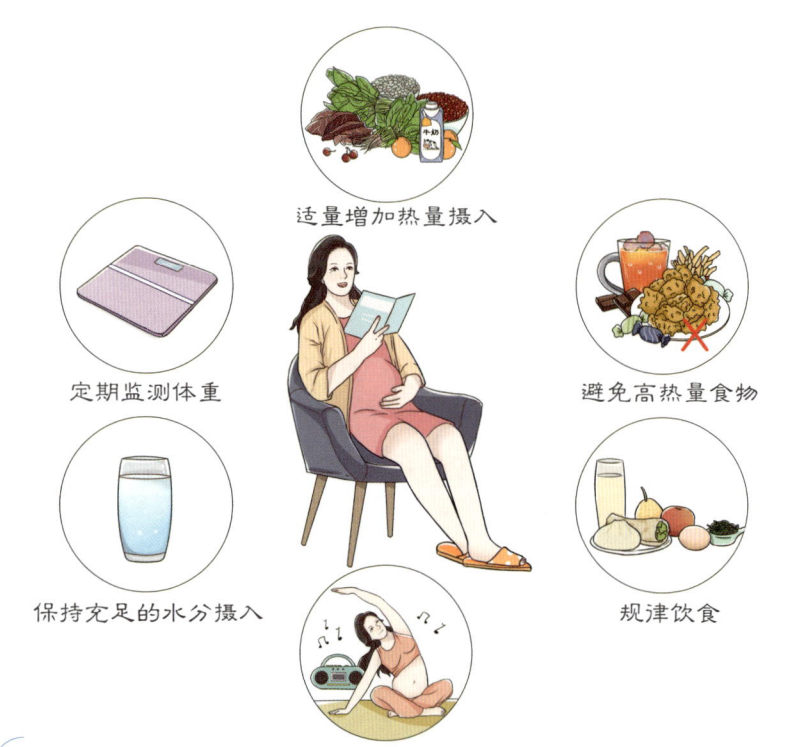

适量增加热量摄入

定期监测体重

避免高热量食物

保持充足的水分摄入

规律饮食

适度运动

孕中晚期增加到300~500千卡，选择富含营养的食物，如蔬菜、水果、全谷类、蛋白质和健康脂肪，避免高糖、高脂肪食品。

保持规律饮食，每日三餐，加2~3次健康零食，避免暴饮暴食。

适度运动，如散步和孕妇瑜伽，每周至少150分钟，但需先咨询医生。

保持充足的水分摄入，减少咖啡因和高糖饮料的摄入。

定期监测体重，确保体重逐渐增长而非急剧变化。

结合这些方法，孕妇可以有效控制体重，降低妊娠并发症风险，保持母婴健康。

六 产后肥胖女性，如何减重

产后减重因人而异。受代谢、生活方式和遗传因素影响，每位新妈妈的恢复速度不同。母乳喂养有助于消耗卡路里，但并非每位女性都能选择母乳喂养，即使母乳喂养也不能保证会自然减重。

此外，花费时间锻炼也是挑战。产后女性照顾婴儿占用了大量时间和精力，可进行一些家庭友好型的锻炼，如做产后瑜伽。在饮食上，选择全谷类、新鲜蔬菜和水果、肉类。同时避

享"瘦"减肥：中医的减肥妙招

免加工和高糖食品，如糖果、甜饮料、糕点。

产后减重需要渐进和长期的努力。设定合理目标逐步实现。持久的健康改变比短期减重更重要。采取综合性的方法，健康饮食、适度运动、保持良好的生活习惯，有助于新妈妈身体恢复和减重。

答疑解惑

产后减重会影响哺乳吗？

产后减重时，产妇需要注意保持足够的营养摄入，以免影响哺乳。严格限制卡路里摄入可能会减少乳汁供应，因为母乳的产量与母体营养密切相关。在减重过程中，脂肪细胞释放的能量可能会通过母乳传递给婴儿。这并不直接影响哺乳，但可能会影响身体的能量平衡。

此外，体重的快速下降可能会影响雌激素分泌水平。维持雌激素分泌水平对乳腺发育和乳汁分泌非常重要。总的来说，

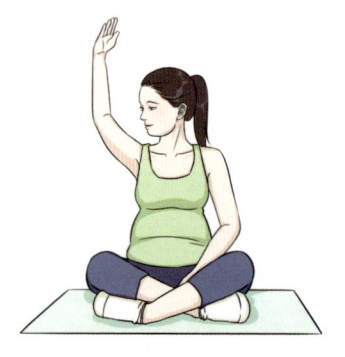

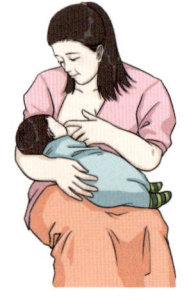

适度运动　　　　维持雌激素分泌水平

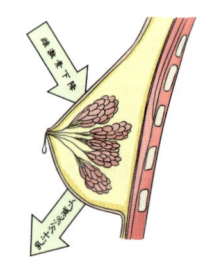

合理的营养摄入和健康的减重方式可以帮助新妈妈保持良好的哺乳状态。

七 更年期肥胖人群，如何减重

在更年期，女性面临着一些特殊的减重挑战。荷尔蒙变化导致新陈代谢减缓，特别是雌激素分泌水平下降，使得减重变得更加困难，尤其是堆积的腹部脂肪。荷尔蒙波动可能影响食欲和情绪，导致情绪性进食，所以要管理好自己的情绪。

年龄增长还会导致肌肉质量减少，基础代谢率降低，增加了减重的难度，因此要重视力量训练以保持肌肉质量。

更年期还会增加骨质疏松的风险，过度节食会加剧这一风险，所以要确保摄入足够的钙和维生素 D，并进行适度运动来促进骨骼健康。

心理健康也是关键，良好的心理状态可以帮助坚持减重计划。综合考虑这些因素，制订合理的饮食和运动计划，同时关注心理健康，可以更有效地实现健康的减重目标。

穴位按摩帮助减重。按摩期门、太冲、行间、中脘、天枢、气海等穴位，有助于疏肝理气、调节情绪、促进代谢和缓解压力，从而支持减重。

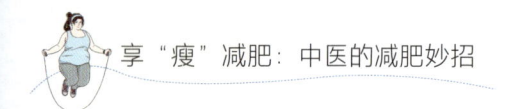

八 老年肥胖人群，如何减重

随着年龄增长，老年人的新陈代谢减缓，减重变得更加困难。老年人肌肉质量减少，脂肪增加，基础代谢率降低，因此需要特别注意饮食和运动。

（一）调整饮食

老年人应根据自身情况调整饮食，控制卡路里摄入，增加蔬菜、水果和高纤维全谷类食物，保持足够的蛋白质摄入，并避免摄入过多的盐和糖。

（二）运动锻炼

适度的力量训练有助于维持肌肉质量和提高代谢率。许多老年人需要长期服用药物，这可能会影响体重或新陈代谢，因此在减重的过程中需要考虑药物的影响，并与医生讨论可能的调整。

（三）心理健康

心理健康问题，如孤独和抑郁，也可能影响减重计划的执行，因此保持良好的心理状态非常重要。

（四）穴位按摩

老年人也可以通过按摩一些特定的穴位来帮助减重，如足三里、天枢、气海、关元、三阴交等穴位，有助于健脾补气、促进消化，从而支持减重。

老年人在制订减重计划前应咨询医生，确保计划安全有效，并根据健康状况进行调整。

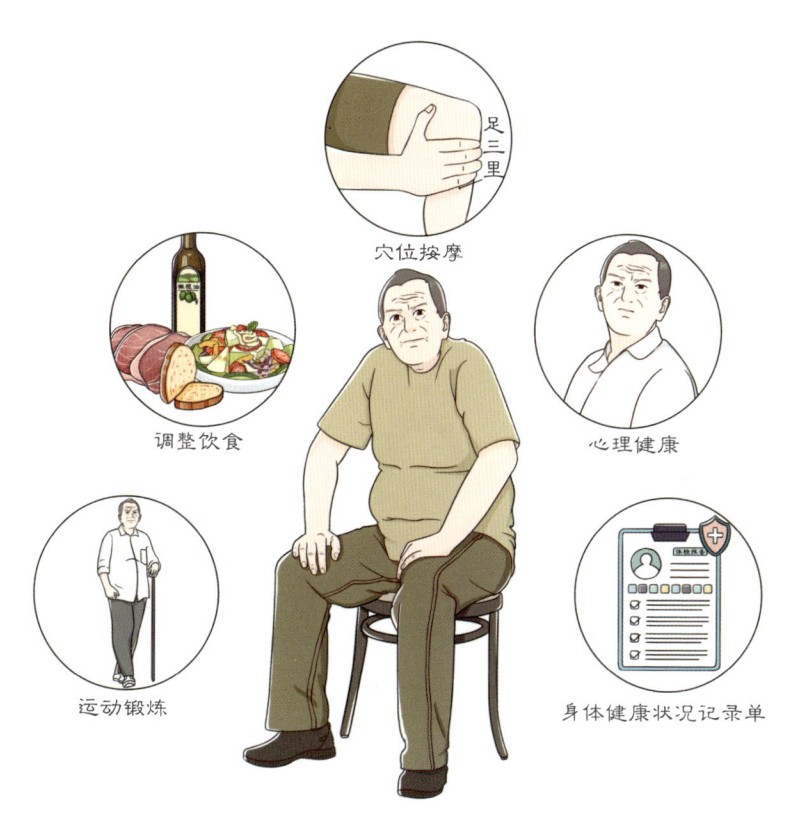

穴位按摩

调整饮食

心理健康

运动锻炼

身体健康状况记录单

老年人群的减重计划

九 甲状腺功能减退者，如何减重

甲状腺功能减退（简称甲减）会使身体新陈代谢减缓，从而使减重过程变得更为缓慢。此外，甲减可能引起水肿，体重增加主要是由于体内液体潴留，而非脂肪。甲减还可能导致食欲增加和情绪波动，会让控制饮食变得更加困难，影响减重计划的执行。激素分泌不平衡，特别是甲状腺激素和胰岛素水平的变化，也会影响身体对食物和能量的利用方式。精神状态方面，甲减可能会导致疲劳、抑郁和焦虑。以上这些因素会进一步影响减重的积极性和效果。

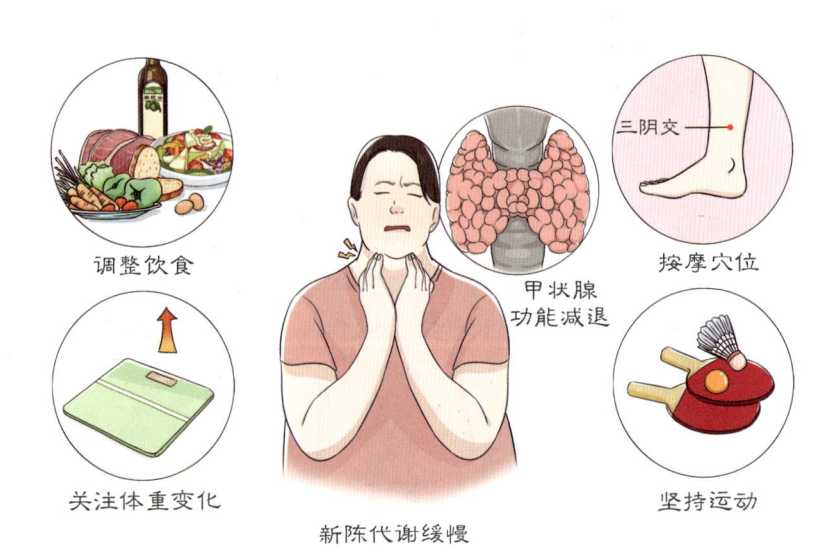

调整饮食

按摩穴位

甲状腺功能减退

关注体重变化

新陈代谢缓慢

坚持运动

甲减患者在减重过程中，应密切关注体重变化，遵循医生或营养师的建议，调整饮食、运动和药物治疗等方面的计划，以更好地实现健康的减重目标。同时，也可以通过按摩一些特定的穴位来帮助减重，如复溜、三阴交、太冲、期门、足三里、中脘、气海等穴位，有助于疏肝理气、缓解情绪、利水消肿、促进代谢，从而达到减重的目的。

# 第七章

减重后，
我们共同面对

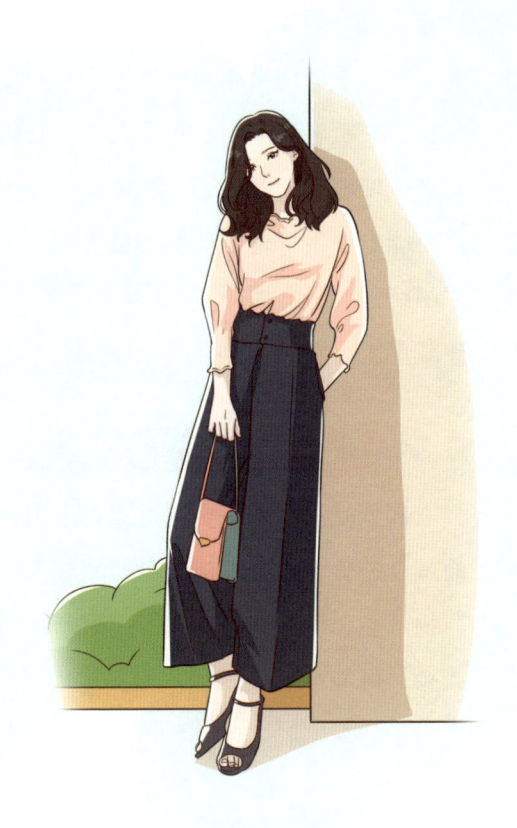

一、快速减重后出现抑郁，怎么办

快速减重更容易对身心造成不良的影响。为避免减重过程中出现"身心俱疲"的健康风险，要注意以下几点。

（一）匀速减重

有不少人在减重初期成功通过"节食+运动"实现了体重快速下降，但身体会启动保护反应机制，逐渐减缓体重下降的速度，减重者便会相对应地进入平台期。如果没有达到预期的目标，减重者会产生自责、自卑、紧张焦虑等不良情绪，继而又产生抑郁的负面情绪。因此，快速减重虽然短期内效果喜人，但可能会引发抑郁、营养不良等问题，而且容易反弹。世界卫生组织建议，每周减重 0.5～1 千克，一个月减 1～3 千克。匀速减重能降低"身心俱疲"出现的风险，且不易反弹。

（二）谨慎使用减重药物

部分减重药物主要通过兴奋中枢神经，使人产生饱腹感进而减少进食。而中枢神经也控制着人类的情绪，因此服用减重药物可能会引起情绪变化，使人产生抑郁。随着食物摄入量的减少，可能会导致营养不足，进而导致神经递质的分泌不足，如多巴胺、肾上腺素等。这些物质的分泌与人的情绪密切相关——分泌不足会使人情绪低落、沮丧、悲观，从而导致抑郁。

（三）优化饮食结构

食物中的营养成分如叶酸、维生素 B_{12}、维生素 D、微量元素（Zn）和 ω-3 多不饱和脂肪酸等对抑郁具有较好的缓解作用。因此，可以通过改变饮食结构和增加营养物质的摄入量来预防和改善抑郁。瘦肉、坚果、豆类、菠菜等富含 B 族维生素；深海鱼类如三文鱼、金枪鱼、沙丁鱼等富含 ω-3 多不饱和脂肪酸；鱼、牛肉、燕麦片、香蕉和牛奶等富含色氨酸。在饮食结构上，增加全谷物和粗粮的摄入，多吃蔬菜和水果，减少糖分的摄入；养成良好的饮食习惯，定时定量进餐，避免暴饮暴食。

（四）穴位按摩

减重过程中如果出现精神抑郁、胸闷、肋部胀满，失眠多梦、健忘、食少、腹胀等，可以按摩一些穴位来理气解郁、安神定志。

1. 太冲穴

定位：位于足背，第 1 和第 2 跖骨之间的凹陷处。负责调节肝脏气血运行，有助于缓解情绪压力，对减重也有积极影响。

方法：用拇指指腹按压太冲穴 5～10 秒，以穴位处有酸

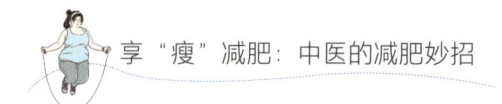

胀感为宜；抬起拇指，间断 5 秒，再按压 5～10 秒；如此反复持续按压 5 分钟。

2. 期门穴

定位：位于胸部，在第 6 肋间隙，前正中线旁开 4 寸处。

方法：双手的食指或中指放在此穴位上，按揉 1 分钟；然后双手掌向肚脐方向搓揉胁肋部，每次持续 1 分钟；再按压期门穴；如此反复按压期门穴、搓揉胁肋部 3～5 次。

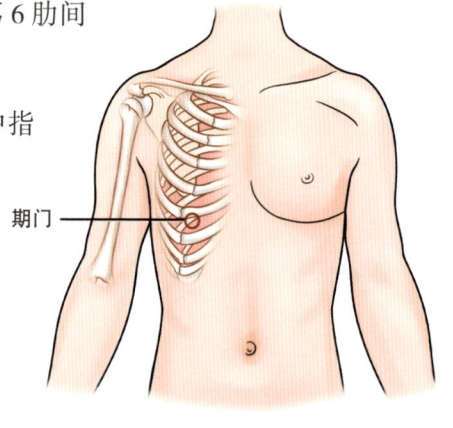

3. 神门穴

定位：位于手腕部位，腕掌侧横纹尺侧端。

方法：拇指按压 2 分钟，以穴位处有酸胀感为宜。

快速减重在某种意义上更容易患抑郁，这警示我们：减重不宜盲目求快。需要注意的是，以上方法只是一种改善抑郁情绪的辅助手段，对于严重的抑郁症患者，必要

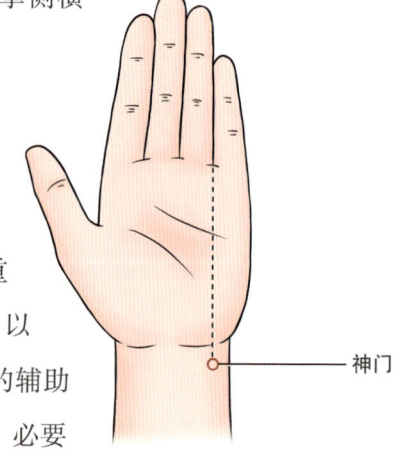

时应去正规医疗机构进行诊治,结合药物、心理等综合治疗方法来进行干预。

二 减重后感觉皮肤变松弛了,怎么办

皮肤是人体最大的器官,主要由蛋白质组成,包括胶原蛋白和弹性蛋白。后者有助于保持皮肤紧致。当体重增加时,皮肤就会拉伸,为额外脂肪腾出空间。大多数常年肥胖的人,皮肤在被拉伸后会逐渐失去弹性,很难恢复到原来的形状。

在减重后,皮肤仍然保持拉伸状态。减重效果越明显,皮肤就可能越松弛。皮肤松弛通常与脂肪突然减少或肌肉减少有关。虽然松弛的皮肤几乎是不可能完全消除的,但可以参考以下几个方面来预防或者减轻皮肤松弛的状态。

(一)增加肌肉

增加肌肉可以帮助填补脂肪流失留下的空白,有助于从内部支持皮肤。可以做一些常规的抗阻训练和力量训练,如深蹲、举哑铃等。

享"瘦"减肥：中医的减肥妙招

（二）摄取足够的蛋白质

皮肤大部分是由蛋白质组成的。赖氨酸和脯氨酸在胶原蛋白的产生中起着至关重要的作用。可以摄入一系列蛋白质来源，如肉、鱼、鸡蛋、乳制品、大豆、谷物、蛋白质补充剂。

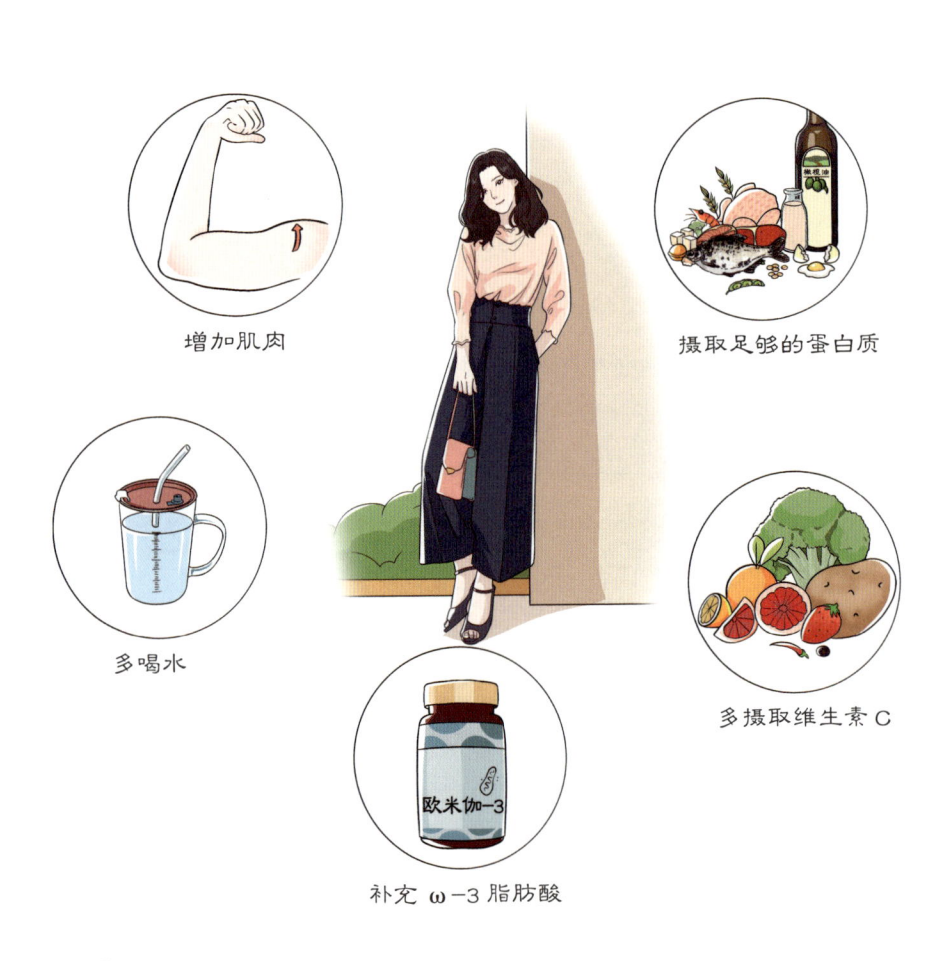

增加肌肉

摄取足够的蛋白质

多喝水

补充 ω-3 脂肪酸

多摄取维生素 C

(三) 多摄取维生素 C

维生素 C 对正常的免疫系统功能至关重要，其在胶原蛋白的产生中扮演着重要的角色。维生素 C 也有助于保护皮肤免受太阳伤害。其良好来源有柑橘类水果（如橙子、柠檬等）、草莓、西蓝花、土豆等。

(四) 补充 ω-3 脂肪酸

ω-3 脂肪酸不仅可以帮助减少炎症，对心脏和大脑有好处，还可以提高皮肤的弹性。鲑鱼、鲭鱼、鲱鱼和金枪鱼都富含 ω-3 脂肪酸。

三、减重后月经量减少/月经后期/闭经了，怎么办

减重后女性若出现月经量减少、月经后期或闭经的情况，可能是体重下降过快、营养摄入不足或身体应激反应等原因导致的。以下是一些建议和恢复措施。

（一）调整饮食

采取健康、逐渐减重的饮食方式，避免盲目服用减重药以及制订极端的饮食计划，要确保摄入足够的营养，保证每天能量摄入不少于 1200 千卡，并且补充足够的蛋白质、脂肪、维生素和矿物质，增加富含铁、叶酸和维生素 B_{12} 的食物摄入，以维持身体所需的营养。

（二）合理控制运动

适度的运动对减重和身体健康有益；过度运动可能使体内产生过多的内啡肽，扰乱下丘脑激素的分泌，从而引起月经的减少、推迟甚至闭经。因此，建议每天锻炼不要超过 2 小时，每周至少休息 2 天，选择适合自己的运动方式和强度。

（三）恢复正常体重

脂肪是体内激素合成的重要原料。体脂率在 17%～22% 时才能维持雌激素的正常分泌；若体脂丢失 30%，也将出现闭经。一些人为了追求"骨感美"，体重过低，缺乏雌激素的原料，从而出现闭经。因此，这类人群要立即停止减重，增加营养，丰富食物种类。除了鸡、鸭、鱼、肉、蛋、奶等食物，还要增加新鲜蔬菜、水果的摄入量，适当吃些红枣、桂圆、红糖等补血食物，尽快恢复到健康体重。

（四）排除其他病因

月经量减少、月经后期、闭经还可能与其他原因有关，如多囊卵巢综合征、宫颈粘连等。如果上述情况持续存在或伴有其他症状（如疼痛、不适等），建议及时咨询医生，明确病因后进行针对性的治疗。

每个人的身体状况和减重经历都是不同的，因此，以上建议需要根据个人情况进行调整，必要时咨询医生或专业的医疗人员。

四 减重后出现脱发，怎么办

头发的生长与蛋白质、热量、维生素、微量元素等的摄入有关。当每天脱发大于125根以上，就意味着可能开始出现脱发了。当头发变得越来越软，越来越细的时候，就提示头发的毛囊活力下降，也是脱发的征兆。

减重后的脱发原因主要有两个方面。一方面是减重会导致头皮处的肌肉脂肪丢失，导致头皮松弛，头皮对头发毛囊的支持减弱，从而引起脱发。另一方面是由于减重出现了维生素、

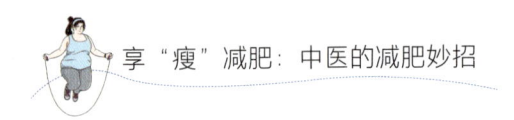

蛋白质、铁元素等的缺乏，进而影响头发的新陈代谢，导致脱发。可以从以下几个方面来预防和减轻脱发问题。

1. 脱发伴随头发长得缓慢

说明蛋白质不足以及合成蛋白质的主要元素——铁元素不足。要补充蛋白质，多吃一些肉、蛋、奶等蛋白质含量较高的食物；补充铁元素，多吃一些木耳、红枣之类的食物。

2. 头发掉得快

提示缺乏维生素B，要口服维生素B片，或者多吃一些粗粮等。

3. 头发质量变差

如头发变得稀、软、色黄，说明缺乏锌元素，要多吃鱼类或海鲜类。

4. 头发脏得快

头发、头皮暴露在外，每天接触大量的油污、灰尘等污染物，甚至接受风吹日晒，要重视对头发、头皮的清洁。

5. 脱发情况加重

保持充足的睡眠。良好的睡眠有助于体内的新陈代谢。避免因烟酒等不良嗜好，以及熬夜导致的内分泌失调而加重脱发。保持积极乐观的心态，多参加户外活动调节情绪、释放压力，有助于缓解脱发问题。

五 减重后出现便秘，怎么办

便秘是功能性胃肠道疾病，包括排便次数减少、大便偏硬、排便困难、排便时间较长、肛门堵胀、便不尽感等症状。如果在减重后出现便秘的情况，这可能是饮食改变、水分摄入不足、缺乏运动或者身体应激反应等原因。以下是一些建议，帮助你缓解和改善便秘问题。

（一）增加膳食纤维和优质脂肪的摄入

纤维能增加大便的体积，帮助软化大便，并促进肠道蠕动。可以多吃富含纤维的食物，如新鲜水果（如香蕉、苹果、梨等）、蔬菜（如菠菜、芹菜、胡萝卜等）、全谷类（如燕麦、荞麦、全麦面包等）和豆类（如豆腐、红豆、绿豆等）。脂肪不仅可以使大便在肠道内变滑，顺利排出体外，还有激活肠道蠕动的作用。可以多吃富含优质脂肪类食物，如坚果、牛油果等来补充每日所需脂肪。

（二）保证充足的水分摄入

多喝水，保持身体充足的水分有助于软化大便，并促进肠道的正常蠕动。如果觉得白开水淡而无味，可以尝试喝些柠檬

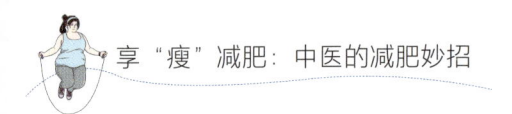

水或蜂蜜水，也有助于缓解便秘。

（三）适度运动

运动可以刺激肠道蠕动，帮助缓解便秘。选择适合自己的运动方式，如散步、慢跑、游泳、瑜伽等，并坚持每周规律进行数次。

（四）建立规律的排便习惯

养成每天定时排便的习惯，即使在没有便意的情况下也可以尝试去卫生间。尽量避免在排便时有看书、玩手机等分散注意力的行为。

（五）减少压力

长期压力可能导致肠道功能紊乱，进而引发便秘。尝试通过放松、冥想、深呼吸等方式来减轻压力。

（六）揉腹

一手掌叠于另一手掌上，以肚脐为中心，由内向外顺时针按揉腹部，每次按揉 5～10 分钟，每天 2 次，促进肠胃蠕动，有助于排便。

第七章 减重后，我们共同面对

六 减重后感觉体质变差了，怎么办

减重时或减重后体质变差主要是由于采取了不科学的减重方法。可以通过按摩或艾灸一些穴位，来增强体质，如足三里、三阴交、气海、关元。

足三里穴：找到膝盖外侧的凹陷处，四指并拢，食指放在凹陷处，小指对应的地方就是足三里。

三阴交穴：在小腿内侧，四指并拢，小指放在内踝尖上，食指上缘与胫骨后缘的交点处。

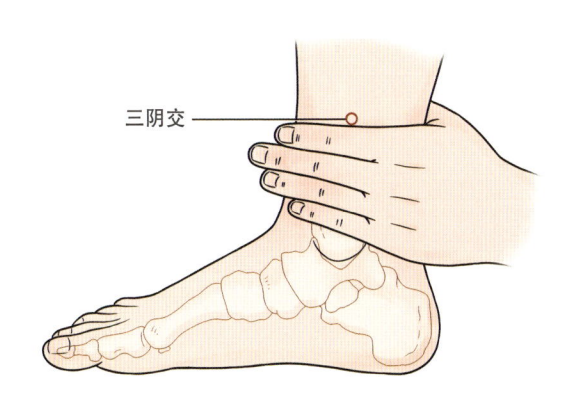

109

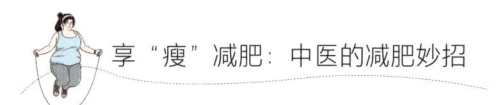

气海穴：肚脐正下方，食指中指并拢，横行放在肚脐下，中指与肚脐中线交叉的位置。

关元穴：肚脐正下方，四指并拢，小拇指下缘与肚脐中线交叉的位置。

每个穴位按揉 3 分钟，每天按摩 2～3 次，可以起到补中益气、调理脾胃、增强体质的作用。

七 减重成功后，如何保持

减重成功后，保持体重稳定是一个长期且需要持续努力的过程。为了保持体重不反弹，可以遵循以下几点建议。

（一）均衡饮食

饮食应以清淡、易消化为主，多吃新鲜蔬菜和低糖水果，主食粗细搭配，减少精米、白面，增加全谷物、薯类和豆类等主食；蛋白质首选鱼、禽、蛋类，以及豆制品、奶制品等；少吃高热量、高脂肪的食物，如炸鸡等。保持一日三餐的正常饮食规律，减慢吃饭速度，细嚼慢咽，每餐七分饱，少吃多餐，避免暴饮暴食。同时保持水分摄入，多喝水有助于促进身体新陈代谢。

（二）坚持适量运动

保持适量的运动至关重要。定期进行有氧运动，如游泳、慢跑、快走等，减少久坐，每小时起来动一动；每周进行3次左右的力量训练，每次训练后可以结合跑步或其他有氧运动，以达到更好的效果。

（三）保持良好的心态

不要因为偶尔的体重波动而灰心丧气，对身体的变化保持耐心和理解，避免有焦虑、紧张、抑郁等不良情绪。可以通过听音乐、看电影等方式放松心情，保持良好的心态，有助于保持体重稳定。

（四）保持充足的睡眠

充足的睡眠能促进瘦素、生长激素的分泌，从而提高基础代谢和减脂增肌，每天保证7～8小时的睡眠时间。

（五）定期监测体重

每周或每月定期监测体重，但不必过于频繁，及时发现体重变化并随之调整饮食和运动计划。

通过以上建议的实施，可以有效保持减重后的体重稳定，避免体重反弹，同时也有助于保持身体健康和良好的生活习惯。

第八章
网红减重方法，你了解吗

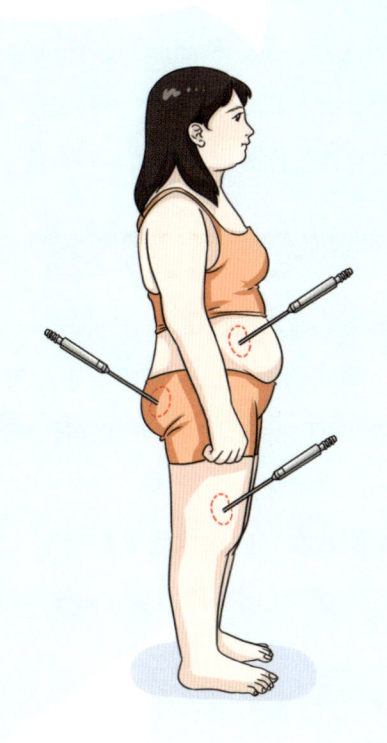

一 生酮饮食减重科学吗

想象一下，你的身体是一个古老的燃料发电站，每天都以燃烧你最爱的美食（碳水化合物）来发电。突然有一天，你决定改用另一种燃料：脂肪。于是，你开始了生酮饮食。现在，我们来探究一下这种饮食方式的奥秘。

（一）什么是生酮饮食

生酮饮食，是一种高脂肪、低碳水化合物的饮食方式。它的目标是让我们的身体进入一种叫作"酮症"的状态。在这种状态下，身体会优先燃烧脂肪来获取能量。

（二）生酮饮食减重的优势

1. 减重速度快且稳定

在生酮饮食模式执行期间，平均每周体重可达到或超过2千克，并可以保持每周持续性减轻体重。

2. 有效降低体脂含量

在生酮饮食期间，体脂下降明显，且体脂下降所占比例会随着身体对酮体代谢功能的适应而逐渐增加。

3. 调节血脂

一项针对 120 例超重、高脂血症患者的生酮饮食疗法研究中，在经过 24 周的生酮饮食干预后，血清甘油三酯明显降低，高密度脂蛋白显著增加，但是低密度脂蛋白无明显改善。与低脂对照组相比，生酮饮食组的耐受性与依从性更高。

（三）不良反应

虽然生酮饮食有着巨大的应用潜力，但其仍存在不良反应，尤其是生酮饮食的长期作用存在很大争议。

在生酮饮食期间，除了常见头晕、头痛、恶心、便秘外，还可能对患者的肝脏、肾脏代谢、血脂和骨骼等产生影响。生酮饮食还可能会导致营养失衡，使机体缺乏某些重要的营养素和纤维素。因此，生酮饮食方案仍需在专业人士的指导下进行合理实施。

生酮饮食可能是短期减重的有效工具，但并非适合所有人。最重要的是，任何饮食方式都应以均衡和适度为原则，健康才是最终的赢家。

一 "16+8"饮食法有用吗

"16+8"饮食法号称减重界的"时间管理大师",现在,我们就来揭开这种饮食法的神秘面纱。

(一)什么是"16+8"饮食法

"16+8"饮食法,听起来像是某种数学题,其实是一种间歇性禁食的方法。简单来说,就是每天有16个小时不吃东西,剩下的8小时可以随意进食。理论上,身体在禁食16小时后,就会开始消耗储存的脂肪来获取能量,因为没有食物供它"烧"。这种状态就像是家里的冰箱突然停电了,只能依靠里面的储备能量。

(二)"16+8"饮食法存在一定的证据支持

"16+8"饮食法除了具有很好的减重效果外,还具有改善舒张压和情绪紊乱、降低空腹血糖、提高胰岛素敏感性、增加肠道菌群多样性、抗炎等多种好处。然而,并不是所有的研究都得出了相同的结论,也有一些研究表明其效果并不明显,还可能会带来一些不良反应,如头晕、疲劳等。

需要注意的是,如果存在营养不良、血糖波动较大、低血糖等基础病情,最好在尝试这种饮食模式之前咨询医生。

三 吃椰子油可以减重吗

椰子油的减重传说听起来很美好：只要每天摄入一定量的椰子油，你就能燃烧更多的脂肪，减掉那些让你头疼的体重。听起来就像是只要坐在沙发上看剧，体重就能嗖嗖往下掉一样。然而，现实总是比传说残酷一点。

（一）椰子油的成分

椰子油中的中链甘油三酯具有一些潜在健康益处。这种成分被认为是可以增加新陈代谢，并在一定程度上促进脂肪燃烧。

（二）椰子油潜在的"坑"

首先，椰子油仍然是油，每1勺都有大约120千卡的热量。如果在不改变其他饮食习惯的情况下，每天增加椰子油摄入量，可能会导致热量过剩，反而增加体重。

其次，尽管有"魔法成分"，但是椰子油主要是由饱和脂肪酸组成，特别是月桂酸。大量研究表明，高摄入饱和脂肪酸可能会提高低密度脂蛋白胆固醇水平，增加心血管疾病的风险。目前美国营养学会和美国心脏病学会均不推荐使用椰子油减重。

四 减重吃益生菌，是智商税吗

我们说说减重界的新宠——益生菌。这个听起来很"健康"的词汇，真的能帮助减重吗？还是让我们的钱包变瘦的一种"智商税"？

（一）科学界怎么说

科学界对益生菌减重的研究还在初级阶段，虽然有一些令人振奋的发现，但还未有确切的结论。在减重的过程中，益生菌可能起到辅助作用。而某些益生菌，特别是乳酸杆菌和双歧杆菌，有助于减少体重和腹部脂肪。

（二）现实中的问题

市场上的益生菌，其产品质量和活性菌种含量不仅差异很大，还存在夸大宣传情况。同时，益生菌对减重的辅助作用也是因人而异的，消费者仍需理性看待。

五 运动时出汗越多，减重效果越好吗

出汗主要是身体的一种散热机制。想象一下，我们的身体就像是一台发动机，运动时温度上升，身体需要通过出汗来降温，也如同我们在开车时打开空调以降温，而不是汽车在减重。

（一）出汗与体重减轻

出汗是身体调节温度的一种机制，当我们运动时，身体会通过出汗来散热。本质上是身体失去水分，在短时间内，体重可能会因水分流失而有所下降。但是，这种体重减轻是暂时的，一旦补充水分，体重就会恢复到原来的水平。有效的减重取决于运动的强度和持续时间。高强度、长时间的有氧运动和力量训练能更有效地消耗热量和促进脂肪分解。

（二）注意补充水分

在运动过程中，应注意适量补充水分，防止脱水。特别是在高温环境下运动时，要更加注意补充水分和电解质。

六 运动手环计算的卡路里消耗量，靠谱吗

运动手环，这个现代科技的"小帮手"，号称能监测我们的心率、步数、睡眠，甚至是消耗的卡路里。运动手环可以结合我们的运动强度、心率、年龄、性别、体重等数据，通过复杂的算法计算出燃烧的卡路里。这是非常有用的参考工具，但是仍然受算法、模型、个人因素等影响，导致不能完全准确估算卡路里消耗。

准确性的影响因素

1. 算法和模型

不同品牌和型号的运动手环，使用的算法和模型不同。这直接影响了卡路里消耗量的计算准确性。

2. 活动类型

运动手环在监测不同类型的活动时，其准确性也会有所差异。如手环在监测步行或跑步时通常较为准确，但在监测骑行、游泳或力量训练等复杂活动时，可能会有偏差。

3. 个人信息和输入

用户提供的个人信息越准确，运动手环的估算也越准确。此外，用户需要正确佩戴运动手环，以保证传感器能够准确读

取数据。

4. 心率监测

许多运动手环通过心率监测技术来估算卡路里消耗。虽然现代这种监测技术已经相当先进，但在某些情况下（如剧烈运动或佩戴不当），心率监测仍可能出现误差。

七 有没有不良反应小而效果明显的减重药物

答案是几乎没有。大多数减重药物，一方面是能帮助我们减掉顽固的体重，另一方面往往伴随着一些不良反应。

目前市场上流通的减重药物主要分为三大类。

（一）食欲抑制类

这类药物能让我们感觉不到饥饿感，但长期使用可能会导致失眠、心悸，甚至情绪波动。

（二）增强或促进代谢类

这类药物会提高我们的新陈代谢率，让我们的身体仿佛是一个高效的燃烧机。其不良反应可能包括心跳加快、血压升高，感觉像是一直在马拉松比赛中跑步,随时都喘不过气。

(三)阻止消化吸收类

这类药物会让我们的身体少吸收一些食物中的脂肪,结果就是我们大便里的脂肪含量会增加。但是,这也意味着我们可能会经常去卫生间。这种体验也不好。

李彬主任划重点

减重药物可能会有帮助,但不能依赖它们作为唯一手段。毕竟,健康的生活习惯才是持久减重的根本。那些听起来很神奇的减重药物,可能会让我们在"瘦身"的同时付出很大的代价。

八 利拉鲁肽等长效针剂，减重效果好吗

利拉鲁肽是一种胰高血糖素样肽-1（GLP-1）受体激动剂，最初用于治疗成人2型糖尿病，再后来发现它对减重也有效果。

（一）减重效果

研究表明，使用利拉鲁肽的人群平均体重下降5%～10%；有些人甚至效果更显著。与安慰组相比，利拉鲁肽使用组人群在12个月内体重显著降低，许多参与者减重超过5%，同时还可以改善血糖控制、降低血压和改善血脂水平。

（二）不良反应

最常见的不良反应包括恶心、呕吐、腹泻和便秘。

大多数人在使用数周后，症状会有所缓解。如果和其他的降血糖药联用，会出现低血糖状况。有报道称，使用利拉鲁肽的患者出现了胰腺炎、胆结石和胆囊炎的风险。

药物只能作为辅助手段。虽然利拉鲁肽作为长效针剂在减重方面表现出显著的效果，但也伴随着一定的不良反应和风险。应与医生充分沟通，并在专业指导下使用，才能确保安全和效果的最大化。

享"瘦"减肥：中医的减肥妙招

九 震动减重器，效果好吗

震动减重器的宣传常常声称：通过高频率的震动，可以刺激肌肉收缩，从而达到燃烧脂肪、减重塑形的效果。听上去像是让我们在不动一根手指的情况下，做了一场"隐形运动"。

（一）现实效果

微量运动效果：震动能让我们的肌肉不自主地收缩一点点，就像是肌肉在进行小规模的"颤抖运动"。但是，这种运动强

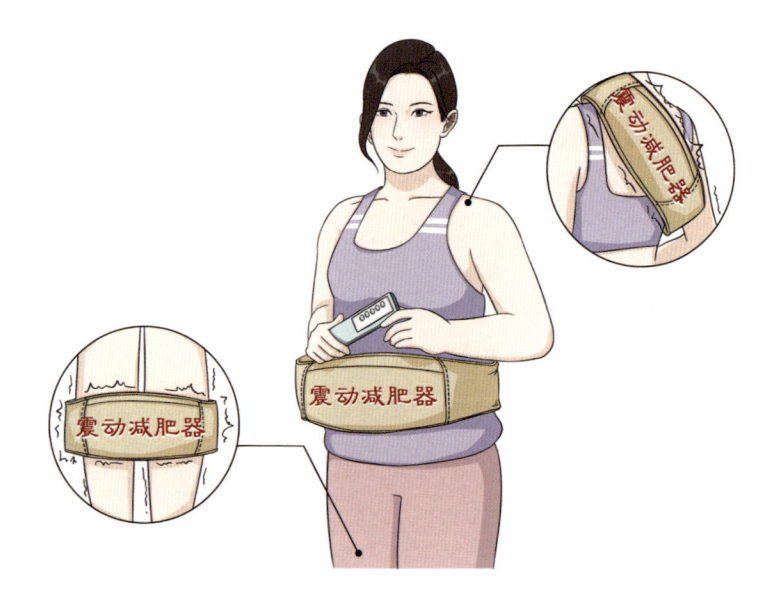

度相当于我们拿着手机看搞笑视频时,忍不住笑得抖动的程度,能减掉多少脂肪可想而知。

促进血液循环:震动能促进局部血液循环,可能会让我们感觉皮肤变得更紧致,但这并不等于脂肪真的被燃烧掉了。就像在冬天搓手取暖,我们的手会变热,但脂肪还在。

(二)不良反应

长期使用可能会出现头晕、恶心、肌肉关节不适。总体来说,震动减重器更多是一种心理安慰效应。

十 抽脂减重,效果好吗

抽脂减重,听起来像是一劳永逸的减重解决方案。毕竟,直接把脂肪吸出来,岂不是最直接、最快捷的减重方法?

(一)抽脂减重的效果

立竿见影:抽脂的效果确实非常明显,手术后你会立刻看到体积减小的效果。这就像是把存放在衣柜里的冬衣瞬间移走了,看起来干净整洁了许多。

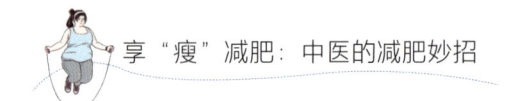

局部塑形：抽脂特别适合针对一些顽固的脂肪区域，如腰腹部、大腿和臀部。它可以帮助我们塑造身体线条，让我们看起来更有"型"。这就像是用雕刻刀把雕像的细节修得更精致。

减重有限：尽管抽脂可以减小脂肪的体积，但它并不是一种减重手段。实际上，通过抽脂减掉的体重一般并不多，更适合作为塑形而非大幅度减重。

（二）抽脂减重的风险和不良反应

手术风险：作为一种手术，抽脂有感染、出血、麻醉反应等风险。

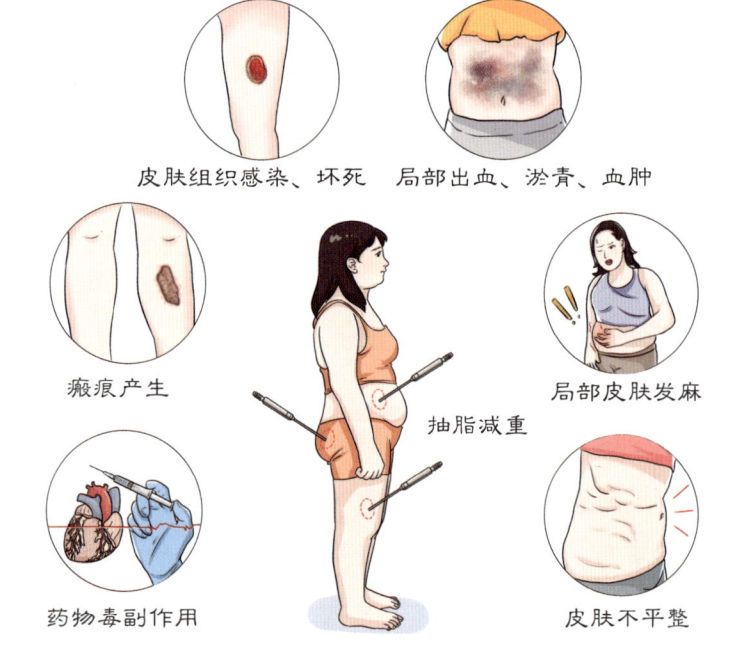

皮肤组织感染、坏死　　局部出血、淤青、血肿

瘢痕产生　　抽脂减重　　局部皮肤发麻

药物毒副作用　　皮肤不平整

术后恢复：抽脂后需要一段时间的恢复，其间局部皮肤会出现肿胀、淤青和疼痛等症状。

皮肤不平整：抽脂后，皮肤可能会出现不平整的现象，就像修剪后的草坪高低不平，需要时间和后续治疗来改善。

复发可能：抽脂后，如果不注意饮食和运动，剩余的脂肪细胞可能会变大，体重反弹。就像是我们把衣柜整理好了，但如果不保持整洁，很快又会乱成一团。

十 长期吃酵素减重，效果好吗

酵素是近年来的"热门"产品，可以调节内分泌、通便、减重、降低血压和血脂、排湿气……各种酵素减重产品的宣传语里无不将酵素的好处夸得天花乱坠，而且主打"纯天然、无添加"，仿佛今天开始吃，明天就能瘦，让很多不了解真相的人心动不已。然而，当我们了解到酵素的成分后，可以说酵素对于脂肪和热量的消耗几乎没有作用。

酵素又可称为"酶"，其来源分为两类：体内酵素和体外酵素。

体内酵素：体内酵素是人体内固有的，在体内细胞组织中产生，具有特殊生物活性，由氨基酸组成。它存在于所有活的动植物体内，是维持机体正常功能和消化食物、修复组织等生命活动的一种必需物质。我们身体进食食物后消化吸收需要各种消化酶的作用。

体外酵素：体外酵素是其他生物中含有的物质，大部分是通过植物或者水果提炼出来的一种蛋白质。这些酵素在经过人体消化道后会被分解，来调节肠道通透性，对于排泄困难的人群来说有一定的作用。

一般情况下，内源性酵素可以自给自足。但是，不良的饮食习惯、年龄老化、滥用药物等情况可能会导致内源性酵素缺

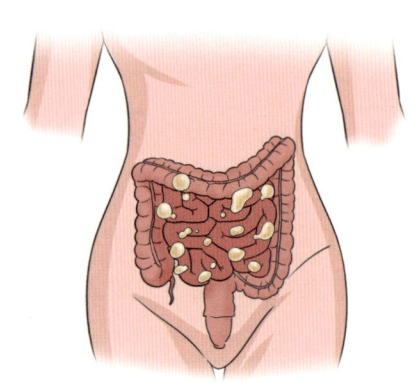

体内酵素
人体消化道内的消化酶

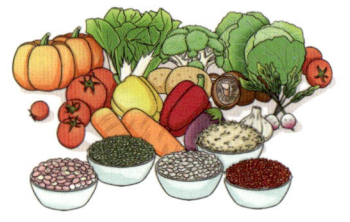

体外酵素
蔬菜水果经消化道消化作用后分解出来的一些具有促进消化作用的物质

乏。现在很多人在熬夜加班、暴饮暴食、喝酒应酬等不良习惯的摧残下，使得酵素数量变得越来越少，质量也变得越来越差，不能完全消化掉我们摄入的食物。为了维持体内正常酵素水平，人体还需从自然界摄取外源性酵素。外源性酵素与内源性酵素一样有效，足量摄取不仅能预防内源性酵素的不足，还能为身体分泌酵素减负。获取外源性酵素的捷径之一就是多吃富含酵素的食物，如蔬菜、水果等。

答疑解惑

既然酵素类产品是一种酶，那么我们在摄入后会起到补充外源性酵素的作用吗？

答案是否定的。

市面上大部分的酵素类产品是无效的。一方面，酵素本身是一种蛋白质，当我们把蛋白质吃到胃里后，会被胃分泌的蛋白酶消化分解掉，还没有到达肠道就已经失去活性。即使存在超强酵素，能够从强酸等环境中"脱颖而出"，但是酶要起作用，就需要特定的温度、酸碱度和作用对象，任何一个条件不满足，酶都不会有功能，吃了毫无作用。另一方面，人体内的4000多种酶分工合作，共同推动整个人体的系统运行，不可能有单一的或者某几个酶能实现减重的作用。许多酵素类产品中含有大量的糖分，而糖分热量又很高。长期服用酵素，很容易造成摄入超标，不但不能减重，还有可能越来越胖！更有甚

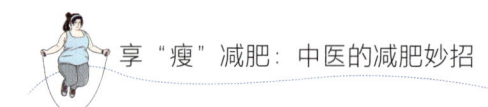

者，很多不良商家为了增强减重效果，在酵素中还加入了其他成分——甲状腺激素，来促进人体的新陈代谢。但是，这种成分在服用以后不仅会出现心悸、焦虑不安、失眠等不好的症状，还会加重肠道负担。

十二 空腹运动更利于减重吗

答案是不利于减重。

减重爱好者经常会有这样的误区，即认为"空腹运动减重更有利于减脂，达到减重的目的"。当空腹运动时，体内糖原在长期空腹后被消耗殆尽，此时血糖和胰岛素水平相对较低。在这种情况下运动，会直接把脂肪当作燃料。

减重效果不只是由运动时的脂肪消耗决定的，运动后的脂肪消耗也很重要。研究发现，与空腹运动相比，进食早餐后再进行运动可以提高运动后 12 小时甚至 24 小时的耗氧量和呼吸交换比，通俗来讲，进餐后运动能消耗更多的脂肪，但总体来说，二者的减重效果并没有实质性差异。

空腹运动还存在着许多弊端：

①运动能力下降，易疲劳，影响运动效果，达不到应有的

运动消耗水平。②增加血糖异常风险,尤其是对于糖尿病患者,低血糖风险更高。③增加血脂异常风险,空腹运动时易消耗自身脂肪供能。而脂肪分解较多时,血液中的游离脂肪酸水平会明显升高。长期过度活跃的游离脂肪酸,可能会损伤心肌,引起心脏问题。④导致大脑功能不足。长时间血糖浓度过低会使脑细胞处于能量缺乏状态,严重时可能会引发功能障碍,表现为头晕、乏力、疲劳、嗜睡、出冷汗等。